朱镇华 华稳 主编

中医药

防治感冒
百问百答

CTS K 湖南科学技术出版社·长沙

图书在版编目（CIP）数据

中医药防治感冒百问百答 / 朱镇华，张稳主编. —
长沙 ：湖南科学技术出版社，2023.12
ISBN 978-7-5710-2499-4

Ⅰ．①中… Ⅱ．①朱… ②张… Ⅲ．①感冒—中医治
疗法—问题解答 Ⅳ．①R254.9-44

中国国家版本馆 CIP 数据核字 (2023) 第 186603 号

中医药防治感冒百问百答

主　　编：朱镇华　张　稳
出 版 人：潘晓山
责任编辑：张叔琦
出版发行：湖南科学技术出版社
社　　址：长沙市芙蓉中路一段 416 号泊富国际金融中心
网　　址：http://www.hnstp.com
湖南科学技术出版社天猫旗舰店网址：
　　　　　http://hnkjcbs.tmall.com
邮购联系：0731-84375808
印　　刷：湖南省众鑫印务有限公司
厂　　址：长沙县榔梨街道梨江大道 20 号
邮　　编：410100
版　　次：2023 年 12 月第 1 版
印　　次：2023 年 12 月第 1 次印刷
开　　本：880mm×1230mm　1/32
印　　张：10.5
字　　数：213 千字
书　　号：ISBN 978-7-5710-2499-4
定　　价：49.00 元

编 委 会 名 单

主 编

朱镇华　张　稳

副主编

范建民　叶新萍　钟　峰　朱　骁

编 委

何　聪　蔡　燕　李　群　周　芳　杜磊超

李　红　黄宇文　吉梦莉　陈耀武　陈志翔

胡　佳　卢圣花　汪茂雯　陶俊宏　李星慧

易　健　刘英含　姚小磊　蔡虎志　胡启华

谭　添　林迪莎　雷丽萍　陈　镇　陈　亚

申　思　王诗敏　王超群　余思远　梁薛辰

刘朝红　刘莹莹

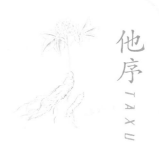

他序
TAXU

　　感冒是一种发病率极高的临床常见疾病，成年人每年会患 2~6 次普通感冒，而儿童则多达 6~8 次。它四季均可发病，冬春季节尤其频发，感冒伴随的发热、头痛等症状严重影响我们的日常工作、学习效率与生活起居；感冒常常并发咽炎、鼻炎、中耳炎、气管炎、肺炎，严重者可并发病毒性心肌炎、病毒性脑膜炎等，稍有不慎可能危及生命。因此，我们应该重视感冒的防治，而《中医药防治感冒百问百答》这本以感冒防治为核心的科普书就应运而生。

　　本书以"中医药防治感冒"为切入点，围绕感冒的病因、病机、中草药防治、外治法、调摄养生等老百姓们最感兴趣的104 个话题展开；用通俗易懂的文字为老百姓娓娓道出与感冒相关的各种临床知识与生活常识，帮助老百姓了解与感冒相关的中医药知识、现代医学知识，学会通过生活习惯与饮食运动来预防感冒，通过学习简单的临床知识来辨别认识感冒，通过饮食、药膳、足浴、针灸、推拿等简单方便有效的方法来预防或治疗感冒。

　　《中医药防治感冒百问百答》一书具有四大特点，一是从中医药角度全面阐述感冒发病全过程：针对感冒的病因、病机以及风寒、风热、气虚、阳虚、阴虚等不同证型，详细且通俗地叙述了不同证型感冒的不同症状、病因、病机。二是一切从实际出发，注重实用性：本书由诸多临床一线专家结合多年临床经验、参考各类中医药相关著作编撰而成，紧扣老百姓生活中的实际需求，阐述老百姓生活中能用得到的医学知识，力求用通俗易懂的文字让老百姓充分掌握"感冒"防治技巧。三是紧紧围绕"感冒"，但不局限于"感冒"：以"感冒"为中心，根据感冒的症状、病因等发散至各类与感冒类似的疾病，让老百姓从一个疾病中学到多个疾病的相关知识，帮助老百姓们学会处理生活中遇到的感冒相关问题。四是简单、易懂，帮助老百姓理解并掌握复杂的医学知识：专家们从老百姓的衣食住行特点出发，提出食疗、推拿、足浴、针灸等多种方法以帮助老百姓正确处理感冒。

本书由多位临床医学专家运用长期从事临床工作的丰富经验、扎实的中医学知识、丰富的现代医学知识为老百姓打造而成，以两位中医药权威专家为代表，汇聚诸位专家的思想。因此，《中医药防治感冒百问百答》是一本科学且生动的感冒百科全书，值得推荐。

中国中医科学院学部委员、国医大师　孙光荣

2023 年 8 月 7 日书于长沙

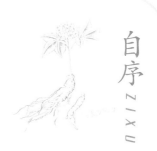

自序 ZIXU

　　人体是一个有机的整体，人与自然环境、社会环境相统一，中医治病以整体观念为核心，囊括生活的方方面面。感冒反复发作，四季皆可发病，春、冬两季更为多发。感冒对我们工作、生活造成诸多困扰，大到影响我们上班、上学、游玩等，小到影响我们饮食、睡眠、运动等，严重拉低了我们的生活质量。

　　本书包含"感冒来袭需警惕，解读岐黄真实义""寒热咳嚏诸症起，杏林本草彰佳效""感冒预防内外兼，简便效宏可践行""调摄养生法阴阳，扶正祛邪健身体""千奇百怪类感冒，正确区分是王道""三因制宜需遵循，各类患者重调理"六章，分别从感冒的定义、发生机制、辨证分型、中成药的选用、类似疾病的鉴别、饮食起居、预防与调护等多方面深度剖析感冒。

　　第一章为"感冒来袭需警惕，解读岐黄真实义"。本章以"感冒是什么"开问，结合中医古代文献与现代医学知识解释感冒是一种什么样的疾病，带领老百姓根据感冒的病因、病机区分其类型。第二章为"寒热咳嗽诸症起，杏林本草彰佳效"。

本章从"治疗感冒的经典中医药名方"出发，带领老百姓走入中草药的奥妙世界。第三章、第四章分别为"感冒预防内外兼，简便效宏立践行""调摄养生法阴阳，扶正祛邪健身体"。此两章以中医养生与感冒预防调护为主题，向老百姓科普中医推拿、针灸、功法等在感冒防治中的作用，同时为老百姓介绍感冒之后的诸多禁忌，帮助老百姓在感冒之后如何快速恢复身体机能、摆脱感冒困扰。第五章为"千奇百怪类感冒，正确区分是王道"。此章根据症状、病因等因素，为老百姓总结出易与感冒相混淆的疾病或者与感冒有联系的疾病，并根据这些疾病的不同特点，帮助老百姓清晰明了地区分、鉴别。第六章为"三因制宜需遵循，各类患者重调理"。此章围绕感冒发散至其他疾病，以调理为首要，帮助老百姓解决感冒后带来的各种烦恼。

本书以"感冒"为中心，当感冒来临时，旨在教会老百姓如何认识感冒、理解感冒、应对感冒，帮助老百姓通过日常生活中可观察、可感觉得到的症状、表现，初步判断自身的病情，早期预防调摄，或积极诊治，把感冒带给身体的伤害控制在最小范围。最后，希望广大读者朋友们都身体健康，不再被感冒所困扰！

湖南中医药大学第一附属医院
主任医师、博士生导师、院长　　　　朱镇华

湖南中医药大学第一附属医院
副主任医师、硕士生导师、老年病科副主任　　张　稳

2023 年 8 月 1 日书于长沙

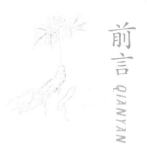

前言 QIANYAN

　　中华民族五千年历史的文化长河中，"中医"扮演着一个举足轻重的角色，"中医学"是五千年文明成果中一颗熠熠生辉的明珠。从《黄帝内经》《神农本草经》《难经》的问世，到后世中医药界的百家争鸣，如张仲景的《伤寒杂病论》、李时珍的《本草纲目》、张景岳的《景岳全书》、吴又可的《温疫论》、吴鞠通的《温病条辨》等，都是祖祖辈辈的中医大家留给我们中华民族，尤其是后辈中医学者无比宝贵的财富，是值得我们世代相传、不断钻研学习的丰富知识宝库。

　　为继承发展中医药事业、弘扬中医药文化，让中医药走进老百姓的生活，更好地服务广大人民群众，本书在湖南省科技厅重点领域研发计划（项目批号：S2022FXGYQYJ0052，项目名称：湖南特色中医药防治新冠肺炎诊疗指南的制定与有效制剂的研发）、国家中医药管理局科技司科研项目（项目名称：胃气养护系列措施降低新冠病毒感染重症患者病死率的回顾性研究）、湖南省新冠病毒感染疾病科研攻关项目（项目批号：2023SK2002，项目名称：普通人群新冠病毒感染中医药防重症诊疗方案研究）的支持下，以"中医药防治感冒"为主题汇集诸位中医专家的临床经验及专业知识并结合现代医学知识，围绕老百姓最感兴趣的 104 个关于感冒的话题，撰写一本关于中医药防治感冒的科普书。

感冒是一种以恶寒、发热、鼻塞、流涕等卫表症状为主要表现的疾病，常见病因有淋雨、受寒、久病体虚、饮食不节等。自古以来就有感冒的记载，如冒风、冒寒、伤寒等，都是感冒的别称。感冒是生活中最常见且普通的疾病，它可小可大，小者可自行痊愈，大者可出现严重并发症。

本书选取"感冒"这一生活中最常见的疾病，用自己独特的风格向老百姓全方位展示感冒的科普小常识：运用中医学知识、现代医学知识、结合现代人的饮食起居等生活习惯，深入浅出地阐述了"感冒的病程""生活中如何预防感冒""感冒了该怎么办"，还根据感冒的特点总结出感冒的常见伴随疾病、需要鉴别的疾病，为老百姓全方位解惑感冒的同时，也是提醒老百姓当身体罹患感冒时不要掉以轻心，遇到紧急或难以处理的健康情况时应及时就医，避免耽误治疗。

第一章
感冒来袭需警惕，解读岐黄真实义

第二章
寒热咳嗽诸症起，杏林本草彰佳效

第三章
感冒预防内外兼，简便效宏立践行

第四章
调摄养生法阴阳，扶正祛邪健身体

第五章
千奇百怪类感冒，正确区分是王道

第六章
三因制宜需遵循，各类患者重调理

第一章

感冒来袭需警惕，解读岐黄真实义

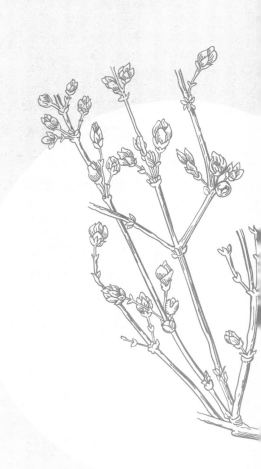

第一问

几乎人人都经历过的感冒到底是什么？

"感冒不是病，病起来要人命"，一说起感冒症状，大家总能脱口而出"发高烧、咳嗽、鼻塞、流鼻涕、一身酸痛"等；说起感冒防治，也能侃侃而谈"喝葱姜水""购买××感冒药"等。那么，我们今天就来聊聊几乎人人都经历过的感冒到底是什么。

感冒是一种发病率很高的常见病

感冒是发病率很高的临床常见病，居于社区十大常见病、多发病之首。每年成年人会经历 2~6 次普通感冒，儿童则多达 6~8 次，全球每年在各类医疗机构求治感冒的人数高达 27 亿；而流行性感冒（简称流感）更是医疗重灾区，全球每年约有 30 万以上的病患死于流感相关的呼吸系统疾病。

感冒是触冒风邪所引起的病证

感冒属于中医学病名。从字的构成来看，"感"由

"咸""心"两部分组成。"咸"可见于《易经》第三十一卦，卦象是艮下兑上，兑为少女，艮为少男，象征少男少女相互感应，这种感应是一种自然现象，不掺杂心的因素。所以"咸"是无心之感，其本义为感应。《说文解字·心部》曰："感，从心，咸声。"意味着人心与人心之间也可以相感。《说文解字·冃部》曰："冒，从冃，从目。"冒的本义为帽子。显然，这是有形的东西相互有了接触，本意为触冒。所以，感冒从构字来源解释，大致可以认为是感受触冒到某种东西。

中医学认为，人处于天地之间，自身会受到天地变化的影响。在诸多变化之中，人最容易感受到的影响就是自然界的反常气候。中医将这些反常气候以"风""寒""暑""湿""燥""火（热）"六种邪气命名。这些反常气候，四季均有，可兼他邪，其中最易感召的就是"风"。因此，风邪被誉为"百病之长""外感病之先导"。感冒所受之"风"实质上是对六种邪气的统称。流传于民间的感冒别称更让人耳熟能详，如伤风、冒风等。感冒作为中医学的特定病名之一，其内涵不言而喻，即感受触冒风邪所引起的病证。为强调感冒作为独立的中医学病名，往往又在解释概念中加入临床特有的表现，最终形成感冒的定义，即感受触冒风邪所引起的，临床以鼻塞、流涕、喷嚏、头痛、恶寒、发热、全身不适为主症的病证。

中医对感冒的研究历史悠久

成书于先秦至两汉时期的中医经典著作《黄帝内经》，已经有外感风邪引起类似感冒症状的论述："风者，百病之始也……风从外入，令人振寒，汗出头痛，身重恶寒。"书中虽未正式提出感冒的名称，但足以说明中医对其认识之早。

随着时间推移至宋代，当时全国的最高学府叫作太学，有严格的考试制度和管理规定。太学的学子们需要集体住宿，如果有特殊情况，必须在请假簿上登记才能外宿。登记最多的请假理由就是常见的感风，以至于请假簿又被称为感风簿。"感风"一词，在当时十分流行，一位叫杨士瀛的医生，在其著作《仁斋直指方论》讲述"伤风方"时，异曲同工地提到"治感冒风邪，发热头疼，咳嗽声重，涕唾稠黏"，感冒的病名就此正式诞生。

往后，"感冒"的说法在清代的官场也流行起来。依旧借此作为请假的理由，意思是说自己风邪侵体后，仍然为公务操劳，带病坚持至今，症状终于冒出来了，不得不请假休养。

随着医学的发展，不少医家又逐渐认识到感冒的发生与感受时疫之气有关，且具有较强的传染性。继而感冒也变得有狭义和广义之分。感受触冒风邪而引起的感冒病证属于狭义上的感冒，指普通感冒，相当于西医学的上呼吸道感染。广义上的感冒还包括时行感冒，即感受触冒时行病邪所引起的感冒病证，相当于西医学的流行性感冒，这种区分沿用至今。

第二问

中医学中的表证是什么？

　　或许是感冒太过常见，我们感冒时，更愿意硬扛着或前往药店买药。面对药店种类繁多的感冒药，我们往往难以抉择。市面上常见的感冒药有风寒、风热两大类，若选择错误，不但不能治病，还可能适得其反，加重病情。风寒、风热属于中医表证中的表寒证、表热证范畴。因此，弄清中医学中表证的含义，有助于我们更好地判断自己所患感冒属于哪一种，从而轻松选对药物，药到病除。

表证是对外感疾病初期阶段的综合概括

　　表证与里证同属中医八纲辨证中的一组相对概念，是用来辨别病位深浅、病势发展趋向的一对纲领。表证是对致病因素为外感病邪，如风、寒、暑、湿、燥、火（热）；病变部位为人体浅表，如人体的皮毛、肌肉、腠理等浅表部位；病程为疾病初期，且病势较轻、易于治愈的疾病阶段的综合概括。表证多见于外感疾病初期，表现为恶寒发热（或恶风）、头身疼痛，可兼鼻塞、流涕、咳嗽、喷嚏、咽喉痒痛等症状。

根据所犯病邪及症状不同，可分为表寒证与表热证。表寒证为风寒之邪侵袭肌表所致，症状以恶寒重、发热轻、头身疼痛、无汗、口不渴、舌苔薄白为主要表现。表热证为温热之邪侵犯肌表所致，症状以恶寒轻、发热重、微恶风、头痛、口渴、或有汗、舌尖红为主要表现。

表证不简单，复杂且多变

疾病发展不是单一、固定的，而是复杂、多变的，表证亦如此。中医学认为人是一个有机整体：机体的表里上下、脏腑组织之间有经络气血相互沟通联络，因而，某一部位或某一脏腑的病变可以向其他部位或其他脏腑传变。疾病发展过程中，在一定的条件下，可以出现表里错杂，如表里同病。

感冒同样存在证型错杂，如临床常见的表寒里热证、表热里寒证。随着冬夏暖气空调的普及、饮食结构的变化、工作压力的增加、不良生活习惯的形成等，证型错杂更加常见。表寒里热证，又称"寒包火""寒包热""外寒内热证"，属于表里同病，即表寒、里热症状同时存在，症见恶寒发热、无汗、头身疼痛、咽喉干痛、咳嗽咳痰、烦躁、口渴、便秘、舌边尖红等。表热里寒证，则既可见发热、头痛、恶风等表热症状，又兼夹大便溏泄、小便清长、肢冷、不渴等里寒表现。

未病先防拒表证

"上医治未病，中医治欲病，下医治已病"，未病先防是中医学预防疾病思想最突出的体现。预防表寒证，重点在于抵抗寒邪侵扰。感受风寒之邪所致的感冒早期，一可用热水足浴，热水泡脚既可激发人体正气、拒寒邪于外，又可舒张腠理，使汗液排出以驱散寒气；二可按揉迎香穴，迎香穴在面部鼻翼外缘中点旁的凹陷处，按压时会有酸胀感，按揉迎香穴可促进鼻周血液循环，令气血畅通，寒邪不易侵入人体。预防表热证，重点在于给温热之气以出路。风热感冒常发生于炎热夏季，要少吃冷饮及冷冻食品，少洗冷水澡，避免室内外温差过大，促进因季节产生的温热之气排出体外；同时饮食宜清淡，拒绝食用油腻腥辣燥热之物，多吃苦瓜、绿豆、冬瓜等清热、消暑、祛湿食物。

第三问

● ● ● ● ● ●

我为什么会感冒（外感、内伤）？

您是否还记得上次感冒是什么时候？您是否又记得是什么原因导致的感冒？相信大部分人都会说罹患感冒常发生在换季时节，是因为"着凉""受寒"。换季与受寒的确是感冒的常见原因，但现实生活中也存在"另类"的感冒，如炎炎盛夏亦可罹患感冒，出现"热伤风"。我们为什么会感冒呢？弄清楚这个问题可以帮助我们更好地认识感冒这个"老对手"。

中医对感冒病因的认识

通过本章第一问我们得知，感冒有狭义和广义之分。狭义上的感冒是指感受触冒风邪而引起的感冒病证，即普通感冒，相当于西医学的上呼吸道感染。广义上的感冒还包括时行感冒，即感受触冒时行病邪所引起的感冒病证，相当于西医学的流行性感冒。

中医学认为，感冒是由于人体感受六淫病邪或时行疠气，引起肺卫功能失调。其中六淫病邪即风、寒、暑、湿、燥、火

（热），又因风为六气之首，"百病之长"，所以风邪常为主因。而侵袭人体的病邪既可是与季节气候相同的时令之气，也可是与季节气候不同的非时令之气。由于气候变化，温差增大，感受"当令之气"，如春季受风，夏季受热（火），秋季受燥，冬季受寒等病邪而感冒；或是感受"非时之气"而感冒，如气候反常，春应温而反寒，夏应热而反凉，秋应凉而反热，冬应寒而反温。时行疬气，是具有较强传染性的邪气，这一概念与西医学病毒或细菌的概念相似，因此时行感冒相当于西医学中的流行性感冒。肺卫功能是指人体护卫肌表、抵御外邪的功能。

　　除了外来邪气侵袭人体所致的感冒外，还有一类特殊的感冒，即体虚感冒。此类感冒或是由于人体正气虚弱，或是素有肺系疾病，不能调节肺卫功能而感受外邪。即使平素体质康健，若因生活起居不慎，如疲劳、饥饿而导致机体功能状态下降，或因汗出衣裹冷湿，或餐凉露宿，冒风沐雨，或气候变化时未及时加减衣服等而正气失调，腠理不密，邪气得以乘虚而入。

　　在中医理论中感冒是否发生决定于正气与邪气两方面的因素。一是正气能否抵御外邪。有人常年不易感冒，是因为正气强劲能轻松抵御外邪；有人反复感冒，多是因为正气虚弱不能抵御外邪；"邪之所凑，其气必虚"，正气不足或肺卫功能状态暂时低下是感冒的决定因素。二是邪气能否压倒正气。邪气轻微，不足以压倒正气，则邪气无法侵扰人体正常机能，使人患感冒；邪气若盛如严寒，或为时行病邪，则能压倒正气使人患感冒，所以邪气的强弱也是感冒发病的重要影响因素。

西医对感冒病因的认识

西医学认为人体在受凉、淋雨或过度疲劳等因素影响下，呼吸道局部血液循环、新陈代谢受阻，人体免疫防御功能处于低下状态，导致外来的或原本存在于上呼吸道内的病毒或细菌迅速繁殖，从而引发上呼吸道感染，这既是普通感冒亦是流行性感冒的病因解释。

感冒病因中西医对照

对比中医与西医理论不难看出，二者在感冒病因的认识上存在一定的相通之处，均认为感冒是因为人体的防御功能失调（中医理论为肺卫功能失调、正气虚弱，西医理论为免疫防御功能低下），外来邪气（中医称之为六淫病邪、时行疬气，西医称之为病毒或细菌）乘虚而入，侵袭人体从而发病。

第四问

风寒、风热、风燥感冒都有哪些症状？

中医学认为，六淫邪气以风为首，所以风邪被认为是患感冒的首要病因，寒、湿、燥等邪，常常与风邪夹杂而侵袭人体。因此，在中医感冒辨证分型中，常可见风寒感冒、风热感冒及风燥感冒，现在就让我们来聊一聊这三种感冒都有哪些症状。

风邪所致感冒症状简析

在中医理论中，风邪性轻扬升散，具有升发、向上、向外的特性。正因为它的这种特性，风邪致病常常使人体上部出现症状，正如《素问·太阴阳明论篇》记载："伤于风者上先受之。"肺为人体五脏六腑中位置最高者，其性娇气，容易被邪气损伤，与鼻腔相通，主管呼吸功能，且中医学认为肺与人体肌表有重要关联。所以风邪侵袭人体首先犯肺，使肺气不畅，出现鼻塞、流涕、喷嚏、咽痒、咽痛等症状；客于肌表，可见怕风、发热、恶寒、全身不适等。风邪上扰头面，则见头晕头痛。所以，感冒以鼻塞、流涕、喷嚏、头痛、恶寒、发热、全身不适为主症。

风寒感冒有哪些症状？

风寒感冒，顾名思义即寒邪依附于风邪同时侵袭人体所致感冒。因自然界中寒邪多见于冬季，所以风寒感冒多发于冬季。

中医学认为，寒邪属于阴，其特点是易损伤人体阳气，如果阳气受到损害，温煦功能也会受阻。其一，局部或全身可表现出明显的寒象，具体表现为恶寒重、发热轻、无汗、痰稀薄、涕清等；其二，阳气温煦经脉气血的功能减弱，可导致气血凝结涩滞，血液运行不通，不通则痛，故寒客于肌表，凝滞经脉，使人体出现头身肢节剧痛。

风寒感冒在感冒主症基础上兼夹有寒邪致病表现，症见恶寒重、发热轻、无汗、头痛、肢节酸疼、鼻塞声重、时流清涕、喉痒、咳嗽、痰稀薄色白。

风热感冒有哪些症状？

风热感冒与风寒感冒有所不同，既可以是热邪依附于风邪同时侵袭人体所致，也可以是风寒感冒治疗不当、迁延不愈，寒邪入里化热所致。

中医学认为，热邪属阳，具有燃烧而燔灼的特性。故热邪致病，机体主要的病理机制是阳气过盛，临床具体表现为高热、恶热等热盛之症。热邪升腾向上，常使人出现头面部症状，如头痛、目赤肿痛、口舌糜烂生疮等。热邪同时会蒸腾于内，逼迫人体内的津液外泄而出，消耗津液，使人体阴津耗伤。故热邪致病，其典型的临床表现还有汗出、咽干舌燥、口渴喜饮、痰稠、涕稠、小便短赤、大便秘结等阴伤之症。

风热感冒在感冒主症基础上兼夹有热邪致病表现，症见发热、微恶风寒、或有汗、鼻塞喷嚏、流浓涕、头痛、咽喉疼痛、咳嗽痰稠。

风燥感冒有哪些症状？

风燥感冒即燥邪依附于风邪同时侵袭人体所致。燥邪为秋季当令之气，故风燥感冒多发生于秋季。

中医学认为，燥邪属阴中之阳，性干涩枯涸，有易耗伤人体津液的特征，临床上表现出各种各样干涩的症状和体征，比如口鼻咽干、口唇燥裂、皮肤干燥出现皲裂、毛发干枯、小便短少、大便干燥等。肺喜润而恶燥，所以燥邪侵袭人体时最易犯肺，使肺的津液耗损、肺功能失常，出现干咳少痰，或痰黏难咳，或痰中带血，以及喘息胸痛等。

风燥感冒在感冒主症基础上兼夹有燥邪致病表现，症见发热、恶风、鼻塞、唇鼻干燥、咽痒、咽干甚至咽痛、干咳少痰。

第五问

● ● ● ● ● ●

暑湿、暑热、寒湿感冒都有哪些症状？

除风邪外，感冒也可感受触冒其他外感邪气或时行疠气而致病，这意味着风、寒、暑、湿、燥、火（热）侵袭人体均能导致感冒。前面我们已经介绍了寒、热、燥三种邪气依附于风邪同时侵袭人体所致病的三种感冒证型，接下来我们聊一聊不以风邪为主因的感冒有哪些，又有什么症状表现。

"热伤风"究竟是什么？

相信您一定听说过"热伤风"，那么"热伤风"是风热感冒吗？答案是否定的，"热伤风"虽然病名中亦有热字，但却与另一个夏季常见病邪——暑邪——息息相关。

暑邪较为特殊，是一种仅在夏季才会出现的病邪，属于"季节限定"，所以，"热伤风"又被称为夏季感冒。暑为盛夏之气，具有酷热之性，为阳邪，故侵袭人体多表现出一系列阳热症状，如高热、心烦、面赤、烦躁等。阳性升发，还可致人体腠理张开而大量出汗，从而耗伤人体的津液，表现出口渴喜饮、唇干舌燥、尿赤短少等症状与体征。津能载气，汗液属于津液，在大量汗出的同时，人体之气常常随着汗液而出，从而导致气虚，故可见到气短乏力。

暑季常为炎热气候，雨水较多而潮湿，热气蒸腾水湿，湿热之气飘散于天地之间，人之身体所触及，呼吸之感受，均不离湿、热二气，所以暑邪多与湿邪、热邪同时侵袭人体而致病，"热伤风"就有暑湿与暑热两种证型。

暑湿感冒有哪些症状？

要想了解暑湿感冒，就不得不谈及湿邪的致病特点。夏秋之交，湿热熏蒸，水气上腾，湿气最盛，所以湿邪致病多发生在夏秋之交，即所谓的"长夏"季节。但湿邪致病除了季节因素外，还受涉水淋雨、长期居住在潮湿地带，或从事水湿环境相关的工作等因素影响。

中医学认为，湿邪属阴，侵袭人体时常常停滞聚集于经络脏腑，容易引起气机（气的运动）阻滞、升降失衡。胸胁是人体内气机升降的路径，湿邪阻于胸膈，气机运行不通畅则会胸闷。湿邪阻遏、肺气不畅，则见鼻塞、流涕、咳嗽。中医理论中，脾是人体内营养物质消化、吸收和运输的主管脏腑，亦能吸收和转运输送水液，起到调节人体水液代谢的作用，具有喜燥而恶湿的特性，对湿邪有特殊的易感性，易被湿邪侵袭。因此，湿邪侵袭人体，必定影响脾对营养物质的消化、吸收和运输功能，使人出现饮食无味、不思饮食、腹胀、大便黏腻而排泄不畅快、小便短涩的症状。湿性重浊，所谓"重"，即沉重、重着之意；所谓"浊"，即秽浊垢腻之意。故湿邪外袭肌表，则出现面垢（脸上似有污垢，但又不能洗净）、头身困重、四肢酸楚沉重等。湿性黏滞，是指湿邪致病具有黏腻停滞的特性，黏滞腠理，出现汗液排出不畅、热气排散受阻遏、身热不扬（自觉发热，肌肤初扪不觉得很热，但扪之稍久就感灼手）等。

暑湿感冒表现为暑邪与湿邪共同作用，发生于夏季，症见面垢、身热汗出但汗出不畅、身热不扬、身重倦怠乏力、头昏重痛、或有鼻塞流涕、咳嗽痰黄、胸闷欲呕等。

暑热感冒有哪些症状？

暑邪与热邪性质基本相同，均为阳邪，区别在于暑邪为"夏季限定"邪气，且纯属外邪，与环境温度密切相关，而热邪不具备这些性质。暑热感冒表现为暑邪与热邪共同作用，发生于夏季，症见高热、或有微恶风寒、肌肤灼热、头部胀痛、周身乏力、咽喉疼痛、伴有汗出而热不解、口渴、咽痒干燥、烦躁、少气或微喘。

寒湿感冒有哪些症状？

六淫邪气除暑邪外四季均可见，其中寒邪与湿邪关系极为密切，常相兼致病。寒湿感冒兼具寒、湿邪气致病特点，症见恶寒重、发热轻、鼻塞流涕、咳嗽痰多、头痛、伴有头昏、全身酸痛、胸闷、恶心、食欲不振。

第六问

气虚、血虚、阴虚、阳虚感冒都有哪些症状？

在本章第三问中曾提及，感冒的发生与人体正气及外来邪气两方面因素均有关系。通过前几问的内容，我们已经知道了外感六淫邪气风、寒、暑、湿、燥、火（热）两两相兼侵袭人体所致感冒的症状表现，这类感冒属于外来邪气压倒人体正气而发病。而还有一类感冒，是由于人体正气虚弱不能抵御外邪而发生，因正气无力将邪气驱散出人体，缠绵不已，经久不愈或反复感冒，被称为体虚感冒。体虚感冒被中医分为了四个证型，即气虚、血虚、阴虚与阳虚，接下来就让我们来逐一认识它们。

气虚感冒有哪些症状？

在中医学中，气被认为是组成人体最基本的物质，同时也是维持人体生命活动最基本的物质，发挥着推动、防御、固摄等作用，是用肉眼所不能观察到的极其渺小的物质颗粒。如果想要了解气的运动变化及其存在，就必须观察人体生命运动现象以及脏腑经络的生理功能，人体脏腑经络的生理功能也就是气的功能表现。人体脏腑组织功能活动的强弱与气的盛衰有密切关系，气盛则功能旺盛，气衰则功能活动减退。气虚即气衰，常由久病体虚、劳累过度、年老体弱等因素引起，是人体各个脏腑组织功能衰弱减退所出现的证候，可见气少懒言、神疲乏力。气虚推动清阳（可理解为营养物质）无力，不能温养头目，则头晕目眩；气虚不能固摄腠理，毛窍疏松，汗液自行流出即自汗；气虚者机体防御功能减弱，易受外邪侵袭，易反复感冒。

气虚感冒，即平素气虚者感受外邪侵袭、无力防御所致感冒，症状表现在六淫邪气所致感冒症状基础上兼夹了气虚"倦怠乏力、气短懒言、头晕目眩、无汗或自汗、或恶寒甚、咳嗽无力"的特点。

血虚感冒有哪些症状表现？

中医学中的"血"与现代医学"血液"概念基本一致，它呈红色液态，循行于脉中，为人体提供营养，具有维持人体生命活动的功能，也是构成人体的基本物质之一。在中医理论中，"血"既能营养滋润全身，也是人体神志活动的物质基础。血虚是指血液亏虚，脏腑百脉失养，表现为全身虚弱的证候。血虚的原因有先天禀赋不足；或脾胃虚弱，血的生成缺乏物质来源；或各种急慢性出血；或久病不愈；或思虑过度，暗耗阴血；或瘀血阻挠新血不生；或患肠寄生虫病。血虚以面色、口唇、爪甲失其血色及全身虚弱为主要表现。血虚肌肤失养，面唇爪甲舌体皆呈淡白色；血虚大脑、双目失养，所以头晕眼花；血虚心神失养，则心悸、失眠。

血虚感冒，即平素血虚者全身各脏腑组织的功能活动因失去滋养而低下，人体抗病邪能力减弱，受外邪侵袭所致感冒。症状表现在六淫邪气所致感冒症状基础上兼具了血虚"面色无泽、头晕痛、无汗或汗少、唇甲色淡、心悸多梦、气怯声微"的特点。

阴虚感冒有哪些症状表现？

中医理论中，人体内的阴阳对立统一，阴虚是指机体阴液不足，阳无法受到阴的制约，阴虚而阳亢，阴阳失去平衡，病理变化为人体机能的虚性亢奋。导致阴虚的原因一般为阳邪伤阴、五志过极伤阴、久病耗伤阴液。一般来说，阴虚症状表现的特点为：阴液耗伤，失去滋养、宁静之功；阳气偏亢，虚热内生。阴虚感冒除表证之外还有阴虚的症状，如五心烦热、面红、消瘦、潮热盗汗、口鼻咽干等，即阴虚则热的表现，既有虚象又有热象。

阴虚感冒，即平素阴虚者阴液津亏，机体生理功能失去平衡，感受外邪所致感冒。症状表现在六淫邪气所致感冒症状基础上兼具了阴虚"身微热、手足心发热、心烦口干、少汗、干咳少痰"的特点。

阳虚感冒有哪些症状表现？

阳虚，是指机体阳气亏虚、温煦功能减弱、人体机能衰退的病理变化。形成阳虚的主要原因有先天与后天之分，先天为禀赋不足，后天为饮食失养、劳倦内伤、久病损伤阳气等。阳虚则阴亢，阳气的亏虚导致阳不能制约阴，阴阳失去平衡，阳气的功能不能得到有效的发挥，人体所进行的功能活动也会随之而减弱衰退，血和津液的运行变缓，水液停聚而阴寒内盛，这就是阳虚则寒的主要机制。阳虚多表现为阴相对亢盛的虚寒证，既有怕冷肢寒、面色㿠白等寒象，又有静而喜抑、下利清谷、小便清长等虚象。

阳虚感冒，即平素阳虚者机体功能活动失去温煦，代谢活动减退，机体反应性低下，感受外邪所致。症状表现在六淫邪气所致感冒症状基础上兼夹了阳虚"阵阵恶寒，甚则蜷缩寒战、四肢厥冷，寒得暖则缓，身有微热，无汗或有自汗，面白语低，口淡不渴，尿清便溏"的特点。

第七问

风寒湿兼郁热、少阳感冒都有哪些症状？

疾病的发生发展是一个动态变化过程，人作为一个有机的整体，机体的表里之间有经络相互沟通联络。随着疾病的发展，病变部位会发生自表入里、由浅而深的变化。接下来就让我们一起来了解一下两种发生变化的感冒——风寒湿兼郁热感冒、少阳感冒。

风寒湿兼郁热感冒有哪些症状？

当下，受生活水平的提高、饮食结构的变化、气候的变化等诸多因素影响，人们往往会因潮湿的气候、久居地常年潮湿而外感湿邪，或因素体肥胖、作息不规律而痰湿较盛，或好食肥甘厚味、酗酒而湿邪内生。因此，感冒多兼夹湿邪。

因湿邪致病具有起病缓慢隐秘、病程较长、往往反复发作或缠绵难愈的特点，所以风寒湿感冒易迁延不愈；邪气长时间停留在人体内，郁滞阳气，郁则生热，实热内结，从而出现风寒湿兼郁热感冒，这也意味着病位发生了自表入里、由浅而深的变化。风、寒、湿邪束于肌表，腠理闭塞，阳气不能外达，故恶寒、无汗；病邪犯肺，阻遏肺气，则咳嗽、喷嚏、咽痛；寒湿之邪中伤经络，导致气血运行不畅，气机阻滞，故肢体酸楚疼痛；邪郁化热，见发热、口干、口苦。症状表现以风寒湿在表、里热内伏为特点。

因此，风寒湿兼郁热感冒症状为：恶寒、发热等表证兼鼻塞、流涕、喷嚏、咽痛等鼻咽部症状，还有头项疼痛或肢体酸重疼痛、口干口苦等。

少阳感冒有哪些症状？

看到这里您一定有疑惑，为什么这种感冒被叫作少阳感冒？难道是因为导致感冒的病邪叫作"少阳"？或者"少阳"是"阳"少了导致的感冒，那岂不是同阳虚感冒一个意思了吗？其实，少阳感冒与前面所描述的感冒命名规则不同，并不是依病因命名，而是病位命名，即少阳代表的是邪气侵袭人体的部位。

在中医理论体系中，人体十二经脉中的手少阳三焦经与足少阳胆经，两经循行部位均介于人体表里之间，因此，少阳病是人体半表半里部位表现阳性病证的总称。从其病位来看，病邪既不在表，又未入里，而是介于半表半里之间，属于半表半里的热证。可由表证不解而向内传变，或病邪直犯少阳而发病。

邪犯少阳，因病邪至半表半里，此时外感病邪未除，正气已虚，正邪相争，正胜邪则发热，邪胜正则恶寒，故恶寒与发热交替出现，发作没有规律；少阳受病，火热上炎，灼伤津液，故见口苦、咽干；胸胁是少阳经循行部位，邪热壅于少阳，经脉阻滞，气血不和，则胸胁苦满；手少阳三焦经络行经心包，病邪侵犯半表半里，心气不能穿畅，则心中烦扰；肝胆疏泄不利，影响及胃，胃失和降，则见呕吐，默默不欲饮食；足少阳胆经络于耳，胆经受邪，故耳鸣、耳聋。

少阳感冒代表着感冒在发展过程中邪气处在表里之间的过渡阶段，是一种特殊证候，标志患者正气减弱但未至衰败，尚存抗御外邪能力。所以少阳感冒常见的发病人群有：素体虚弱之人，因生产和月经后正气不足的妇女，感冒日久不愈而正气受损、邪气传于内之人。少阳感冒症状有明显的少阳病特点，症见寒热往来、鼻塞、流涕、喷嚏、口苦、咽干、目眩、耳鸣、甚或耳聋、胸胁满闷、食欲不振。

第八问

● ● ● ● ● ●

表寒里热、表寒里饮感冒都有哪些症状？

根据本章第二问的内容，外感病发展过程中，在一定的条件下，可以出现表里证错杂，如表里同病。而感冒作为一种最常见的外感病，也同样会存在表里同病的情况。那么本问就让我们一起讨论两种较为典型的表里同病型感冒——表寒里热感冒和表寒里饮感冒，看看这两种感冒有何不同之处。

表寒里热感冒有哪些症状？

表寒里热证，又称"寒包热证"，其病因有二：一是外感寒邪，未能及时疏散风寒，风寒入里，汗液不出，引起内热；二是素有内热，外感寒邪，外寒内热而成本证。表寒证，为风寒侵袭肌表所致的表证，证见恶寒发热、头痛、舌苔薄白而润等。里热证，为邪热炽盛的里证，多因病邪内传或脏腑积热所致，症见身热、汗出明显、口渴喜饮、心烦口苦、小便短赤刺痛、舌红苔黄、脉洪数或弦数等。

因此，表寒里热感冒症状表现为：发热恶寒、无汗、头痛腰痛、肢体酸痛、烦躁、鼻塞声重、咽喉干痛、咳嗽、咳痰黄白相兼。

表寒里饮感冒有哪些症状？

首先，要向大家介绍一个新的概念"饮"。在中医理论中，"饮"是机体水液代谢障碍所形成的病理产物。它作为一种病理产物作用于人体的各个部位，从而引起脏腑功能失调，然后各种复杂的病理变化由此而发生，所以"饮"是一种继发性病因。"饮"是人体内阴气凝聚而成，聚水为饮，浓度较小，质地清稀；多留积于肠胃、胸胁及肌肤。里饮即内饮，是体内水液输布运化失常，留积于肠胃、胸胁及肌肤等部位的一类病证。根据它停留在身体的部位及其表现的症状不同而有不同的类型。如《金匮要略》即有"痰饮""悬饮""溢饮""支饮"等区分，这里的"痰饮"为狭义，专指四饮之一，即饮邪留于肠胃的病证。

"痰饮"，饮邪留于肠胃，胃肠气机受阻，胃失和降，见心下满闷，呕吐清水痰涎，胃肠沥沥有声，形体昔肥今瘦。

"支饮"，因饮邪停留于胸膈之间，上迫于肺，肺失肃降所致。主要症状为胸闷短气、咳逆倚息不能平卧、外形如肿、或兼见头晕目眩、面色黧黑、心下痞坚（痞者，满而不痛；坚即坚硬）等。

"溢饮"，饮邪主要泛溢于体表肌肤和四肢。临床兼见身体痛重、肢节烦疼；亦可兼见咳喘、胸闷、乏力等症。

"悬饮"，饮邪停留胁肋部。见胁下胀满、咳嗽或唾涎时两胁引痛，甚则转身及呼吸均牵引作痛，或兼干呕、短气等。

了解了"饮"的含义，那么对表寒里饮感冒的定义就好理解了。表寒里饮感冒即指内有水饮停聚，同时外感寒邪所致感冒。患者体内素有水饮留积，若无外来风寒引动，人体阳气能维持水液正常代谢，则留积饮邪不能为害。若外感风寒，阳气抗邪，无暇维持水液的正常代谢，体内留积之饮邪则易在此时为害，形成"风寒客表，水饮内停"。

表寒里饮感冒症状表现，即外感风寒所致表证与水饮停聚所致里证症状的结合，常见症状为：恶寒发热、无汗、头身疼痛、咳嗽气喘、痰多清稀、甚则咳喘不能平卧、或干呕、或头面四肢浮肿等。

第九问

胃肠型感冒有哪些症状？

感冒作为日常生活中最常见的外感疾病，很多人对它都有"刻板印象"，认为感冒主要的表现就是上呼吸道症状，也就是发热、鼻塞、流涕、咳嗽、咳痰、咽干、咽痒等。但其实感冒还有一种特殊的类型——胃肠型感冒，它不仅会出现这些普通感冒的上呼吸道症状，还会表现出明显的恶心、呕吐、腹泻等胃肠道症状，胃肠型感冒并非正式病名，而是我国一个常用的约定病名。人们常常会将胃肠型感冒误认为急性胃肠炎，治疗时抗生素、退热药、止泻药轮番上阵，但症状却常常不见好转。因此，正确认识并辨别胃肠型感冒，对及时采取正确治疗措施来说就显得十分重要。下面就让我们一起来揭开胃肠型感冒的神秘面纱。

感冒病因无差别，侵袭病位却不同

中医学认为，胃肠型感冒与普通感冒并无二致，皆多为六淫邪气侵袭人体所致；但与普通感冒病邪以侵袭肺卫为主不同，胃肠型感冒病邪还会侵袭脾胃与大肠，造成传导运化功能失常。六淫邪气侵袭人体，由表入里侵袭脾胃、大肠，或直入脾胃、大肠，导致脾胃运化失司、升降失常，胃失和降，胃气上逆，则出现恶心、呕吐；大肠传导失司，清浊不分则出现腹泻。

胃肠型感冒又称为"呕吐性上感"，与普通感冒一样主要是由柯萨奇病毒、腺病毒、鼻病毒、埃可病毒、呼吸道合胞病毒等感染所致。诱因也均为各种可导致全身免疫力、呼吸道局部防御力降低的因素，一般包括受凉、淋雨、疲劳等。此外，胃肠型感冒的诱因还包括饮食不当，如多食油腻辛辣、贪食冷饮、饮食忽冷忽热等。二者全年均可发病，冬、春季相对多见，均主要通过含有病毒的飞沫，经呼吸道传播，也可通过接触被飞沫污染的手和用具传播。与普通感冒不同的是，引起胃肠型感冒的病毒不仅会感染上呼吸道，还会顺着唾液被吞入胃肠中，引起胃肠功能紊乱。

胃肠道症状是辨病关键

胃肠型感冒相较于普通感冒，虽也有发热、流涕、咳嗽等症状，但胃肠型感冒以胃肠症状为主，主要表现为恶心、呕吐、腹痛、腹泻，严重者会出现全身乏力、精神萎靡、食欲不振，甚或食入即吐、食入即泻等。普通感冒以上呼吸道症状为主，主要表现为流鼻涕、打喷嚏、咽痒、咽痛、咳嗽、低热等症状，而大多数不会出现腹泻、恶心、呕吐等症状。

现代中医学根据侵袭人体的病邪不同，将胃肠型感冒分为两种证型，即外感风寒、胃肠失和证和外感暑湿、胃肠失和证。

外感风寒、胃肠失和证，症状表现具有风寒二邪致病的特点，症见：恶心或呕吐、腹泻、恶寒或发热、可伴有脘腹胀痛、胸膈痞闷、鼻塞、流清涕、头痛、食少纳呆。

外感暑湿、胃肠失和证，症状表现具有暑湿二邪致病的特点，暑期发病，症见：恶心或呕吐、腹泻、恶风或发热、可伴有头痛昏重、肢体困重、脘腹胀痛、胸膈痞闷、食少纳呆。

第十问
• • • • • •

疫病是感冒吗？

　　说起疫病，我相信您不会陌生，您看过的书籍或影视作品，无论是中国的还是外国的，多多少少会有关于疫病的描述。这是因为，在历史的长河中，有文献记载的疫病暴发总是威胁着人类的命运，有的就此改变历史进程，甚至标志整个文明的终结。在各国的神话故事里都有掌管"疫"的神明，疫病被视作神明降下的惩罚，由此可见，对疫病的恐惧已经深深地刻在了人类的基因里。

中医学对于疫病的认识

　　在我国，对于疫病最早的记载能追溯到商朝，殷商甲骨文中就有卜问商王是否被传染上"疫"和能否医治"疫"的卜辞。古代中医对于疫病的记载与研究贯穿了整个中医学的发展史，其中不乏许多为人熟知的经典著作，如张仲景的《伤寒论》实际上是一部治疗疫病的专著。唐代及以前的医家认为疫病的病因为感受"非时之气"，认为区别疫病与其他种类疾病的关键因素之一是异常气候，异常气候是导致疫病的原因之一。宋、金、元时期对疫病学说的发展在于更加详细地阐述了疫病的分类与疫病的发病条件。而到了明清时期，温病学派诞生了，温病学派不断发展疫病学说，丰富了疫病学说在病原体、传染途径、特点表现等方面的知识。可以说疫病学说作为中医学发展史上一颗熠熠生辉的明珠，反映了中医临床的不断进步与发展。

现代中医学通过对传统中医学各家学说的分析与研究，明确了疫病的概念及分类。疫病是指具有传染性、流行性的疾病。根据所受寒热邪气的不同，疫病分为两类，一类为温热性质的疫病如温疫、瘟疫和杂疫，还有一类为寒性疫病即寒疫。

具有温热性质的疫病为温疫，具有强烈传染性的疫病为瘟疫，其中温疫还包含杂疫，是指主症不同、在小范围流行的一类温热性质的疫病。寒疫是指具有寒性的疫病。但无论哪种疫病，皆是疠气侵袭人体所致。通过前面的内容我们知道，感冒是感受触冒邪气所致，甚至广义的感冒概念里还包括了同样是疠气所致的时行感冒，时行感冒也具有传染性、流行性；而且感冒与疫病一样有寒热之分。那么疫病与感冒究竟存在什么联系呢？

疫病是感冒吗？

首先可以给您一个肯定的答案，疫病不是感冒。

这是因为，无论是普通感冒还是时行感冒，病位均在肺卫，是肺卫功能失调所致疾病，相当于西医学的上呼吸道感染，以上呼吸道症状为主。而疫病是指一类具有传染性、流行性的疾病，即西医学中的传染病，包括病毒性肝炎、流行性乙型脑炎、严重急性呼吸综合征（曾称传染性非典型肺炎）等，所患疫病不同，病位及症状均不相同。

疫病和感冒其实有交叉关系，其中时行感冒就是二者的交叉部分。时行感冒即流行性感冒，是由于疠气侵袭人体，引起肺卫功能失调，从而发病，这与感冒发病机制一致，因此属感冒范畴；而时行感冒因疠气致病，具有传染性、流行性，故亦属于疫病范畴。

第十一问

●●●●●●●●

感冒真的要命吗？

　　如果有人跟您说感冒有时会很严重，甚至可能会因此丢掉性命，您是否会觉得这人是在危言耸听？但事实是，感冒真的有致命的风险。"杭州一女子感冒后因休息不够，在家中直接晕倒。紧急送医后，经医生诊断，女子患有包括暴发性心肌炎、脓毒血症、多器官功能障碍等 9 项危重疾病；幸运的是，经过医生及时抢救，女子保住了性命，但由于感染严重，被迫截肢。"这样的新闻事件时有发生。真正让感冒这个自限性疾病有致命风险的往往是由感冒引发的并发症，或是由感冒诱发、加重原有基础疾病。接下来，我们一起了解一下这两种让感冒变得凶险的情况。

感冒也会并发急危重症

　　感冒作为最常见的外感表证，原发症状常较轻，病变部位常在人体浅表部位，如口、鼻、咽喉等上呼吸道，因此也多以卫表不和、肺失宣肃所致的上呼吸道症状为主。但人体作为一个有机整体，通过经络气血相互沟通联络，正是因为这一特性使感冒有了出现并发症的机会。感冒并发症的发生是由于正气亏虚于内，外感邪气通过经络气血发生由表及里、从浅入深的传变，最终损伤人体脏腑，出现脏腑病变。就拿感冒最危险、死亡率最高的并发症心瘅，即暴发性心肌炎来说，其发病机制为外感风热湿邪，由口、鼻、咽喉而入，犯于肺卫，邪毒由表入里，留而不去，内攻于心，心脉痹阻，心失所养，邪毒化热，耗伤气阴。若患者禀赋不足，素体阳虚，或后天失养，气损及阳，可导致心阳受损，心脉失于温养；若感邪较重，正气不足，邪毒、瘀血、痰浊互结，心阳虚衰出现重症，甚则心阳暴脱而发生猝死；除此之外，感冒并发症还包括其他脏腑的损伤，如肺热病即肺部感染，痉病即病毒性脑炎等。

感冒也会"趁你病要你命"

对于有基础疾病的人来说，每次感冒都面临一次原有疾病加重的风险。久病不愈，人体正气被内伏邪气所消磨，正气虚则邪毒必凑，内伤基础疾病使机体对外邪表现出易感性，而外邪又往往是诱发内伤基础疾病的重要原因。此外，外邪入里过程中，无形之邪气可在体内转成有形且难祛除的新的病理因素，包括痰、湿、瘀、毒等，而这些内外不同的病理因素又可相互交织，导致原有基础疾病的加重，出现急危重症。如慢性阻塞性肺疾病，此病属中医肺胀范畴，与感冒同属肺系疾病，感冒是诱发其加重的常见原因。外邪从口鼻、皮毛入侵，首先犯肺，久则肺虚，肺与心脉相通，肺气辅佐心脏运行血脉，肺气虚则血行涩滞，循环不利，血瘀肺脉，肺气更加壅塞，出现气虚血滞、血滞气郁、由肺及心的恶性后果，严重时会呈现喘脱危候，危及生命。又如慢性心力衰竭患者可因感冒而引起急性心力衰竭。

除此之外，心悸、水肿、痹病、咳嗽、肺胀等多种疾病都可因感冒而发生或加重。所以，是时候改变我们以往轻视感冒的态度了！感冒不是小病，必须积极防治。

第二章

寒热咳嗽诸症起，杏林本草彰佳效

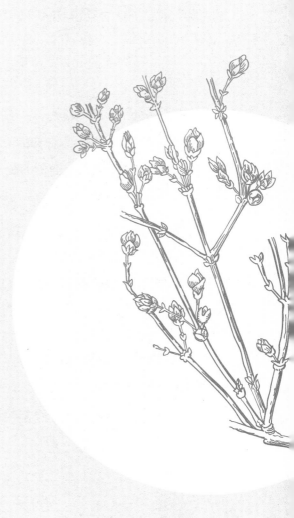

第十二问

●●●●●●●●●

治疗感冒常用的经典名方有哪些？

感冒是一种常见的内科疾病，历代医家经过临床实践，根据感冒的病因、发病机制、临床表现，将感冒辨证分为七种类型，并总结出大量临床行之有效的经方验方。现将部分具有代表性的经典名方解析如下。

1. 荆防败毒散——风寒感冒

荆防败毒散出自明代张时彻的《摄生众妙方》，方中荆芥、防风、羌活具有辛温解表、发散风寒的作用，辅以前胡、桔梗等祛痰止咳。风寒感冒的常见症状有怕冷、发热、无汗、头颈疼痛、肢体酸痛、鼻塞、流涕、打喷嚏、声音嘶哑、咳嗽、咳白痰、口不渴或者口渴想喝热饮。在冬春季节或天气变化时，人最易因感受风寒或穿衣不当出现风寒感冒，此时服用效果非常明显，可以有效缓解症状，防止病情进一步加重。

2. 银翘散——风热感冒

银翘散出自清代吴鞠通的《温病条辨》，由金银花、连翘、桔梗、薄荷、淡竹叶、甘草、荆芥穗、牛蒡子、淡豆豉等药物组成，具有辛凉透表、清热解毒的作用。风热感冒的常见症状有发热较重、不怕冷或轻微怕冷、头部胀痛、咽喉红肿疼痛、伴鼻塞、喷嚏、流涕、咳嗽咳痰、痰黄黏稠、口干口渴。日常生活中如果出现上述症状可以服用银翘散来治疗，咽喉疼痛明显者服用效果尤为显著。

3. 新加香薷饮——暑湿感冒

新加香薷饮出自《温病条辨》，由香薷、金银花、扁豆花、厚朴、连翘组成，方中香薷有夏月解表第一要药之称，全方共奏清热祛暑、和胃化湿之功。暑湿感冒的常见症状为发热、怕风、出汗少、出汗后热不退、鼻塞、流浊涕、头昏胀痛、胃胀、恶心、不思饮食、心烦口渴、口中黏腻不想喝水、小便颜色深。暑湿感冒最容易在夏末秋初季节出现，此时暑热多夹杂湿气，如夏季贪凉过食冷饮，出汗后又吹风，最易得暑湿感冒，此时服用新加香薷饮效果颇佳。

4. 参苏饮——气虚感冒

参苏饮出自宋代太医局官修书《太平惠民和剂局方》，由人参、半夏、茯苓、陈皮、枳壳、葛根、紫苏、前胡、桔梗、甘草等组成，全方益气解表，调和营卫。气虚感冒患者，平时自觉气虚乏力，易反复感冒。感冒后常常表现为怕冷、或有发热、但体温不高、鼻塞流涕、头痛、汗出、疲倦、乏力、气短、咳嗽咳痰。此时服用参苏饮可以补益正气、祛除病邪，起到标本兼治的作用。

5. 加减葳蕤汤——阴虚感冒

加减葳蕤汤出自清代俞根的《重订通俗伤寒论》，由生玉竹、白薇、桔梗、葱白、淡豆豉、薄荷等组成，具有滋阴解表的作用。阴虚感冒的常见症状是发热、手足心热、轻微恶风寒、无汗、或少汗、或盗汗、头昏心烦、口干、干咳少痰、鼻塞流涕、舌红少苔。阴虚感冒多见于年老体弱、儿童或久病伤阴的人群，此类人较易感受病邪，且病情反复，难以痊愈。在服用此方时需仔细鉴别感冒症状，若误用辛温解表的药物，则会进一步损害阴液，加重病情。

6. 麻黄附子细辛汤——阳虚感冒

麻黄附子细辛汤出自东汉张仲景的《伤寒杂病论》，全方仅由麻黄、附子、细辛三味药组成，补散兼施，可使外感寒邪从表散，顾护阳气，共奏助阳解表之功。阳虚感冒的常见症状是怕冷明显、甚至蜷缩寒战、或稍兼发热、无汗或自汗、汗出则怕冷更严重、头痛、骨节酸冷疼痛、语言低微、四肢不温。老年人多患此类感冒，因阳虚体质，平时就比较怕冷，又感受寒凉而得此病。

7. 葱白七味饮——血虚感冒

葱白七味饮出自唐代王焘的《外台秘要》，由葱白、地黄、葛根、麦冬、生姜、豆豉组成，并且强调用"甘澜水"（也称"千扬水"，即将水用水瓢扬起成百上千次）熬煮，可滋养脾胃，养血而不伤血，增强本方养血的功效，使养血解表的效力更强。此类感冒的常见症状是头痛、身热微寒、无汗或汗少、面色苍白、口唇色淡、指甲苍白、心悸头晕。此类感冒容易见于血虚患者或失血者，或产后血亏产妇，此类患者在血虚的情况下感受寒凉而出现上述症状，服用此方可以养血，同时祛除病邪。

第十三问

治疗感冒常见的中成药有哪些？

中成药是将行之有效的经方、验方通过特定的炮制和制备工艺制成固体或液态剂型，如颗粒、丸剂、口服液、贴膏等。相对于西药，中成药具有疗效好、覆盖症状范围广、副作用较小、能调节全身状态等优点。

感冒是生活中最常见的疾病之一，患者人数众多，且发病频繁，中成药无疑成为家中的必备药品。针对不同类型感冒，我们该如何选取最合适的中成药呢？

1. 风寒感冒颗粒

风寒感冒颗粒主要由麻黄、葛根、紫苏叶、防风、桂枝、白芷、陈皮等组成，主要功能为解表发汗、疏风散寒，主要用来治疗风寒感冒，其症状表现为怕冷明显、发热较轻、头痛、无汗、咳嗽、鼻塞、流清涕等。

2. 九味羌活丸

九味羌活丸主要由羌活、防风、苍术、细辛、川芎、白芷等组成，主要功能为疏风解表、散寒除湿。其适应证同"风寒感冒颗粒"，但与风寒感冒颗粒相比，此药更加适用于头痛、全身酸痛严重的患者。

3. 藿香正气水

藿香正气水主要由苍术、陈皮、厚朴、白芷、茯苓、大腹皮、生半夏等组成，主要功能为解表化湿、理气和中，可以用来治疗暑湿感冒。其症状表现为头痛昏重、胸膈胀满不舒、腹胀腹痛、呕吐、腹泻。

4. 玉屏风散口服液 / 颗粒

玉屏风散口服液 / 颗粒由黄芪、防风、白术等组成，主要功效为益气、固表、止汗，可用于体虚感冒，其主要症状表现为体虚易出汗、怕风、面色㿠白。本药具有提高免疫力的作用。

5. 风热感冒颗粒

风热感冒颗粒主要由板蓝根、连翘、薄荷、荆芥穗、桑叶、芦根、牛蒡子等组成，具有疏风清热、利咽解毒的作用，用于治疗风热感冒，其症状表现为发热重、怕冷轻、出汗、鼻塞、头痛、咽痛、咳嗽咳痰、痰多。与风寒感冒颗粒相比，此方适用于发热重、流黄涕的患者。

6. 银翘解毒片

银翘解毒片主要由金银花、连翘、薄荷、荆芥、淡豆豉、炒牛蒡子等组成，主要功能为疏风解表、清热解毒，也可用于治疗风热感冒，但其与风热感冒颗粒相比，其清热解毒的效力更强，因此对于主要症状表现为咽喉红肿疼痛的患者更加合适。

7. 小柴胡颗粒

小柴胡颗粒主要是由柴胡、姜半夏、黄芩、党参等成分组成，主要功能为解表散热、疏肝和胃，主要用来治疗风热感冒，但其适应证多表现为发热和畏寒交替反复、胸闷憋气、不欲饮食、心烦呕恶、口苦、咽干、头晕目眩等。

不同的中成药有不同的适应证和用法用量，需要按照药师或医生的指导使用。在使用中成药时，需要注意药品质量、保质期以及可能的不良反应，同时也不能忽视与其他药物的相互作用。

第十四问

风寒感冒应如何选择用药？

每到季节交替之时，由于气温变化较快，大多人一不小心就会"中招"，其中，人们最易感受风寒而感冒，此时表现为怕冷严重，虽添加衣物或烤火仍不能减轻，发热轻，无汗，头痛，周身关节酸痛，鼻塞流清涕，喷嚏，咽喉痒，咳嗽，咳稀白痰等。治疗风寒感冒的中成药那么多，我们应该如何选择呢？答案是根据自己最突出的症状来辨别选药！

1. 风寒感冒颗粒

风寒感冒颗粒由麻黄、葛根、紫苏叶、防风、桂枝、白芷、陈皮等药物组成，功能为解表发汗、疏风散寒。此药适用于怕冷严重且咳嗽的风寒感冒患者。

2. 感冒清热颗粒

感冒清热颗粒由荆芥穗、薄荷、防风、柴胡、紫苏叶、葛根、桔梗、苦杏仁、白芷、苦地丁、芦根组成，功能为疏风散寒、解表清热。从药名中可以看出此药偏重清热，但此药也是风寒感冒药，只是相较于风寒感冒颗粒来说，此药更适用于发热较重且伴见干咳的风寒感冒患者。

3. 川芎茶调散

川芎茶调散由川芎、白芷、羌活、细辛、防风、荆芥、薄荷、甘草组成，功能为疏风止痛。此药中川芎善于治疗头顶或两侧头痛，羌活善治头后连及颈项部的疼痛，白芷善治前额及眉心痛，细辛善于治少阴经头痛，还有其他药物均可治疗头部不同部位的疼痛，故此药适用于头痛剧烈的风寒感冒患者。

4. 通宣理肺丸

通宣理肺丸由紫苏叶、前胡、桔梗、苦杏仁、麻黄、甘草、陈皮、半夏（制）、茯苓、枳壳（炒）、黄芩组成，功能为解表散寒、宣肺止嗽。此药组成中具有大量祛痰止咳之品，故此药适用于咳嗽、咳痰严重的风寒感冒患者。

值得注意的是，在服用上述药物期间，同时也要注意保暖，避免再次受凉而使症状加重；此外，服药期间应时刻关注症状变化，若病情加重，则应及时前往医院就诊。

第十五问

风热感冒应如何选择用药？

　　风寒感冒与风热感冒是感冒中最常见的两种类型，首先我们来看看如何鉴别风寒感冒与风热感冒，其主要鉴别点在于发热重还是怕冷严重，风热感冒发热较严重，而风寒感冒怕冷较严重；另外，流清鼻涕的一般是风寒感冒，而流黄鼻涕的一般是风热感冒；此外，风寒感冒患者大多没有明显的咽喉肿痛症状，而风热感冒患者常觉咽喉红肿、疼痛不适。那么对于主要表现为发热重、轻微怕风、头胀痛、有汗、咽喉红肿疼痛、咳嗽、痰黏或黄、鼻塞流黄涕、口渴喜饮等症状的风热感冒，我们要如何选择用药呢？

1. 桑菊感冒片

　　桑菊感冒片由桑叶、菊花、连翘、薄荷、苦杏仁、桔梗、甘草、芦根组成，主要功能为疏风散热、宣肺止咳。此药适用于风热感冒初期，发热尚且较轻的患者。

2. 银翘解毒颗粒

银翘解毒颗粒由金银花、连翘、薄荷、荆芥、淡豆豉、牛蒡子（炒）、桔梗、淡竹叶、甘草组成。此药既可疏散风热、清热解毒，又有宣肺止咳、解毒利咽的功能。因此，对于风热感冒来说覆盖面全，与桑菊感冒片相比，其药力更强，适用于风热感冒症状典型的患者。

3. 清热解毒口服液

清热解毒口服液由石膏、金银花、玄参、地黄、连翘、栀子、甜地丁、黄芩、龙胆、板蓝根、知母、麦冬组成。此药中石膏、栀子、黄芩、龙胆可清泄身体各处火热之邪，其清热解毒功效强大。与银翘解毒颗粒相比，此药清热解毒的效力更强，此药适用于发热严重且喉咙疼痛红肿明显的患者。

4. 小柴胡颗粒

小柴胡颗粒由柴胡、姜半夏、黄芩、党参、甘草、生姜、大枣组成。此药中柴胡疏邪透表，使半表之邪得从外宣；黄芩清热，使半里之邪得从内彻；姜半夏开结痰、降浊气以止呕；党参补气扶正；甘草和中；姜、枣以助少阳生发之气，使邪不内传，全方共奏解表散热、疏肝和胃之功。此药适用于症状表现为一阵热一阵冷、胸胁苦满、食欲不振、心烦喜呕、口苦咽干的患者。

第十六问

风燥感冒应如何选择用药？

一说到秋天，大家立马就能想到"秋高气爽"一词，但是往往立秋后天气一直没有"爽朗"，而是酷热干燥，酷热干燥的气候让人不得不感叹"秋老虎"名副其实。相比夏天的炎热，秋天又热又干让人更加难受，不仅使人皮肤干燥，更是让人一不小心就患上风燥感冒。日常生活中我们常常听说风寒感冒、风热感冒，那么风燥感冒又是怎么一回事呢？

中医学认为风邪和燥邪一起侵袭人体肺卫所引起的感冒就是风燥感冒，主要症状表现为轻微怕风怕冷、干咳、连声呛咳、喉咙痒、喉咙干痛、唇鼻干燥等。风燥感冒较其他感冒的一个突出特点就是"干"：口干、鼻干、咽喉干，甚至连眼睛也是干的，咳嗽当然也是干咳，没有痰或者少痰并且黏连成丝，不容易咳出；甚至痰中带血丝。这是因为秋天干燥，而燥邪伤津，容易引起唇部皮肤黏膜失去津液的濡养，导致嘴唇干燥等一系列干燥症状出现。大病久病之人、老年人一般会津液受损，或者本身阳气偏亢之人，在感受风邪、燥邪后，都会比较容易因风燥伤肺，从而罹患风燥感冒。那么我们该如何治疗并选择用药呢？

首先我们要区分温燥和凉燥，初秋时期气温较高，易得温燥，主要表现为头痛、汗少、发热不严重、微微怕风、口鼻干燥、干咳或咳嗽少痰、气逆而喘、心烦口渴、皮肤干燥等症状，可选用中成药秋梨润肺膏、川贝枇杷糖浆、蛇胆川贝枇杷膏、二母宁嗽丸等。深秋时期天气转凉，易得凉燥，主要表现为怕冷、轻微发热、头微痛、无汗、鼻塞、咽干、嘴唇干燥、咳嗽、咳痰清稀等症状，可选用中成药杏苏止咳颗粒等。

1. 秋梨润肺膏

秋梨润肺膏主要由梨、百合、麦冬、川贝母、款冬花等组成，主要作用为润肺止咳、生津利咽。适用于症状表现为久咳、痰少质黏、口燥咽干的风燥感冒。

2. 川贝枇杷糖浆

川贝枇杷糖浆主要由川贝母流浸膏、桔梗、枇杷叶、薄荷脑等组成，主要作用为清热宣肺、化痰止咳。适用于症状表现为咳痰不爽、咽喉肿痛、胸闷胀痛的风燥感冒。

3. 蛇胆川贝枇杷膏

蛇胆川贝枇杷膏主要由蛇胆汁、川贝母、枇杷叶、桔梗、水半夏、薄荷脑等组成，主要作用为润肺止咳、祛痰定喘。适用于症状表现为咳嗽咳痰、胸闷气喘、鼻燥、咽干喉痒的风燥感冒。

4. 二贝宁嗽丸

二贝宁嗽丸主要由川贝母、知母、石膏、炒栀子、黄芩、蜜炙桑白皮、茯苓等组成，此药中有大量的清热化痰止咳药，因此具有良好的清热止咳效果。适用于感冒后出现咳嗽、痰黄而黏不易咳出、久咳不止、声哑喉痛的患者。

5. 杏苏止咳颗粒

杏苏止咳颗粒主要由苦杏仁、紫苏叶、前胡、桔梗、陈皮、甘草组成。适用于症状表现为发热轻、怕冷重、咳嗽、咳痰清稀的患者。由于该药中含有甘草，因此在服用此药时不宜与海藻、京大戟、红大戟、甘遂、芫花或其制剂合用，避免中毒。

第十七问

暑湿感冒应如何选择用药？

暑湿感冒是夏季特有的一种感冒，也就是老百姓所说的"热伤风"，暑湿感冒是感受暑气而生，而夏季雨水较多，湿气较重，所以暑湿常常夹杂侵袭人体。又因夏季天气闷热、湿气较多，大家喜欢吃凉饮，像雪糕、冷奶茶之类的食物，加上吹空调等人容易感受风寒之邪，而人体内的暑湿之气被外来的风寒之邪阻挡，不能顺利地疏泄出去，就会导致暑湿感冒。其主要症状表现为发热、热度不高、偶尔怕风、身体困重或酸痛、头重如裹、出汗后发热仍不退、鼻塞、流浊涕、胸闷、腹部胀满、不欲饮食、心烦口渴、大便溏、小便色黄、排小便时或有尿痛。那么，对于暑湿感冒，我们日常生活中可以选用哪些药物呢？

1. 香菊感冒颗粒

香菊感冒颗粒由香薷、野菊花、青蒿、藿香等组成，具有疏风解表、芳香化湿、清暑解热的功效，可以用于治疗症状表现为发热、头痛、胸闷、无汗的暑湿感冒。

2. 六合定中丸

六合定中丸由白扁豆、檀香、广藿香、紫苏叶、香薷等组成，具有祛暑除湿、和胃消食的功效，可以用于治疗症状表现为恶心呕吐、不思饮食、腹痛泄泻的暑湿感冒。

3. 暑湿感冒颗粒

暑湿感冒颗粒由藿香、防风、紫苏叶、佩兰、白芷、苦杏仁、大腹皮、香薷、陈皮、半夏、茯苓组成，具有清暑祛湿、芳香化浊的功效，可以用于治疗症状表现为胸闷恶心、腹泻呕吐、发热、热度不高的暑湿感冒。

暑湿感冒因湿性黏滞，往往缠绵难愈，患者需及时在医生的指导下服用药物。

第十八问

●●●●●●●●●

胃肠型感冒应如何选择用药？

说到"感冒"一词，大家第一时间想到的就是发热怕冷、鼻塞、流涕、咳嗽咳痰等上呼吸道感染症状，但其中有一类感冒十分特殊。它除了具有发热怕冷、鼻塞流涕等常规上呼吸道感染症状之外，大多以食欲下降、恶心呕吐、腹胀腹痛、腹泻等胃肠道的症状为主，我们称此种感冒为"胃肠型感冒"。常见于每年夏季及夏秋之交，此时天气炎热，本就脾胃虚弱之人再吹空调或喝冷饮之后就极易感受寒湿之邪，从而罹患胃肠型感冒。

胃肠型感冒与暑湿感冒十分类似，那我们要怎样才能知道自己是暑湿感冒还是胃肠型感冒呢？第一，发病原因不相同，暑湿感冒是感受暑邪和湿邪所致，但胃肠型感冒大多是感受寒湿之邪所致；第二，主要症状表现不同，暑湿感冒主要表现有高热、四肢乏力、口干但不想喝水，而胃肠型感冒主要表现为恶心呕吐、腹胀腹泻等胃肠道的症状。那么，我们在发现自己是胃肠型感冒后，能服用哪些药从而快速缓解不适症状呢？

1. 午时茶

午时茶出自清朝名医陈修园的《陈修园医书全集》，取名为"午时茶"，是因方中药物共研细末之后，需要在阴历五月五日午时这一特定时间内，制成茶饼状。同时也因其含有陈茶，用时如茶一样煎煮后再服，故而名之。主要由苍术、陈皮、柴胡、连翘、白芷、川朴、枳实、楂肉、陈茶等组成。常常用于小儿平日脾胃虚弱、消化不良，且复感风寒，表现有发热怕冷、胃部胀满、恶心呕吐、腹痛腹泻等不适症状者，患者服用此方可取得较好疗效。

2. 调胃消滞丸

调胃消滞丸主要由厚朴、羌活、神曲、枳壳、香附、防风、前胡、茯苓、砂仁、豆蔻、紫苏子、陈皮、草果、半夏、木香、苍术、川芎等中药组成，具有疏风解表、散寒化湿、健脾消食的作用。患者多表现为发热怕冷、头痛、身体沉重、食欲减退、打嗝吞酸、腹痛腹泻等。服药期间不要吃生冷油腻之物。调胃消滞丸不适合表现为发热、不怕冷、咽喉肿痛、口干舌燥、咳吐黄痰等症状的风热感冒患者服用。

3. 保济丸

保济丸由藿香、白芷、苍术、厚朴、橘红、茯苓、薏苡仁、菊花、蒺藜、神曲、薄荷、稻芽、木香、葛根、天花粉、钩藤组成。保济丸适用于体质偏湿热的人群，其平时表现为大便黏腻不爽，舌苔较厚或稍黄腻，饮食不慎容易腹胀，肝火旺，爱发脾气。此类人群在感受寒邪后，可能会出现发热头痛、口干但不想喝水、腹痛腹泻、恶心呕吐、消化不良等症状。

4. 藿香正气系列

本方具有解表化湿、理气和中之功效。适用于夏季饮食生冷，感受寒湿引起的不适。患者多有头痛昏重、胸膈痞闷、脘腹胀痛、呕吐泄泻等症状。日常生活中，常用的藿香正气系列包括藿香正气水（液）、藿香正气滴丸。藿香正气水疗效明显，但其口感较差，且此药中含有酒精，因此小儿、老人、对酒精过敏者、体质虚弱及需要驾驶机动车辆者不宜使用；藿香正气液和藿香正气滴丸与藿香正气水疗效相当，不含酒精，口感较好，因此现在常作为首选。

第十九问

感冒发热怎么办？

发热是感冒的常见临床症状之一。在生活中，体温高于38.5 ℃或者精神状态较差者应在医生指导下服药治疗，低于38.5 ℃且精神较好者可以采取一些外治法来进行降温。发热汗出较多时，应及时补充水分，更换干燥衣物。对于发热，中医有下面几个既辅助降温又简单方便的小妙招！

1. 中药泡脚

中药泡脚是利用合适的中药配方熬成的中药水来泡脚。其中，有效的中药成分在热水的热力帮助下，渗透进皮肤，刺激足底穴位，有助于促进血液循环，发汗散热，从而起到降温的作用。中药足浴疗法具有安全、舒适、有效、无毒副作用等优势。

泡脚的中药水可以用紫苏叶 15 克，藿香 15 克，艾叶 15 克，薄荷 9~15 克，黄柏 15 克，食盐 15~30 克，先加水 3000~5000 毫升浸泡 30 分钟，然后大火煮开，再煮 1~3 分钟，倒出放置，待水温合适时泡脚即可，如觉水量不够可兑入适量温热水。每次泡 15~20 分钟，一天 1~2 次。

泡脚时以中药水没过脚踝为宜，药液温度 37 ℃~40 ℃（以个人感受为准，切勿烫伤），温度太低起不到温通的效果，太高则容易烫伤皮肤。要随时注意调节水温，水凉后可添加热水。通常以自觉全身微热，后背或额头微微出汗为度。泡脚后注意足部的保暖，防止着凉。泡脚过程中还可轻轻按摩足底的涌泉穴，效果更佳。

注意：①泡脚水的水温不可过高，以防烫伤；②及时少量频服温开水，以防过汗脱水；③体温（腋温）≥ 38.5 ℃者，可口服退热药等对症处理；④中暑或高热惊厥患者禁用；⑤双足有皮损、溃疡等症状者避免使用；⑥以微汗为宜，不宜大汗，泡脚后要注意保暖，不可吹风。

2. 刮痧疗法

刮痧有疏通经络、活血化瘀之功效，而且还能扩张毛细血管、增加汗腺分泌、促进血液循环、加快新陈代谢。刮痧部位可以选择背部督脉、膀胱经、腋窝、肘窝面积较大处。在涂抹刮痧油后，采用一些圆润的坚硬物品如瓷质调羹、牛角梳等，自上而下，先轻后重，刮至局部皮肤出现紫红色痧点。背区可由上向下，先刮后背正中线的督脉，再刮两侧的膀胱经；颈肩部则从颈部向左右两侧肩膀刮拭；此外，还可以刮拭两眉头中间的印堂区。

刮痧时应避风，注意保暖。室温较低时，应尽量减少暴露部位，夏季高温时，不可在电扇或开空调处刮痧。因刮痧时皮肤汗孔开泄，如遇风寒之邪，邪气可通过开泄的毛孔直接入里，不但影响刮痧的疗效，还会因感受风寒引发新的疾病。刮痧法一般只刮治 1 次，疗效欠佳者建议改用其他疗法。刮痧要从上而下，用力均匀。尤其小儿刮痧时需力度轻柔，谨防刮伤皮肤。成年人的刮痧，以刮至皮下有紫色瘀点、瘀斑即可，不可强求出痧，刮痧完后喝一杯温开水。刮痧后，为避免风寒之邪侵袭，须待皮肤毛孔闭合后才可洗浴，一般需 4~6 小时。有出血倾向、皮肤严重过敏、身体极度虚弱、严重心力衰竭患者禁用刮痧。

第二十问

● ● ● ● ● ● ● ●

感冒畏寒怎么办？

除了发热以外，畏寒也是感冒的常见症状之一。此时除了多穿衣服以外，我们还能做些什么呢？

1. 食疗

（1）紫苏茶

适用人群：适用于感冒初期，感冒尚有前期症状，平素体寒怕冷者。咽喉红肿疼痛、易上火者不宜使用。

配方：紫苏叶 16 克，红糖适量。

用法：将干紫苏叶揉成粗末，用沸水冲泡后加糖，代茶频饮。

（2）红糖姜枣汤

适用人群：适用于怕冷重、发热轻、流清涕的感冒患者，对于平素易手脚冰凉的女性更加适用。

配方：红糖 30 克，鲜姜 15 克，红枣 30 克。

用法：煮汤饮，每天 1~2 次。

（3）葱白粥

适用人群：适用于表现为怕冷、无汗的患者，平素体虚汗多者不宜饮用。

配方：大米 50 克，生姜 5 片，连须葱白 5 段，米醋 5 毫升。

用法：将上述材料放入锅中，加水适量煮粥，趁热饮用。

2. 艾灸

艾灸是点燃艾炷或艾条，用产生的艾热刺激体表穴位或特定部位，通过激发经气来达到防病治病目的的一种治疗方法。点燃艾条后，在距离穴位皮肤 2~3 厘米处施灸，有施灸基础者可配合回旋灸、雀啄灸、温和灸等手法，没有基础者固定好艾条对准穴位即可，以局部皮肤温热潮红并出现温热感向肢体两端，甚至是腹部、躯干等部位渗透、扩散、传播等感觉为佳，或是出现酸、麻、胀、痒等感觉亦可。可选择以下穴位施灸。

（1）大椎穴：该穴位于颈部，第 7 颈椎棘突下凹陷处。活动颈部，不动的骨节为第一胸椎，其上方凹陷即为大椎，约与肩平齐。每次施灸 10~20 分钟。以个人感受为度，可以逐渐延长施灸时间。

（2）神阙穴：俗语称"一灸神阙暖全身"。神阙穴即肚脐眼处，该穴位于人体的腹中部，脐中央。可以将艾灸盒放至此处，每穴施灸 20~30 分钟。

（3）足三里穴：足三里穴是养生保健的常用穴，定位需首先找到膝盖外侧凹陷处，也就是所说的膝眼，用自己的食指、中指、无名指、小指并排，然后食指近拇指的一侧缘靠近膝盖的凹陷处，小指的外侧缘与胫骨的交叉点即为足三里穴。施灸时间以 20 分钟左右为宜。

（4）涌泉穴：涌泉穴位于足底第 2、第 3 趾缝纹头端与足跟连线的前 1/3 与后 2/3 的交点处。艾灸涌泉穴能起到温通经络、引热下行、调和阴阳的作用。每天艾灸 1 次，每次 15~20 分钟。

第二十一问

感冒头痛怎么办？

日常生活中不少人感冒后都会出现头痛的症状，可能表现为隐隐作痛、跳痛、刺痛、胀痛，甚至头痛欲裂，影响日常生活及睡眠，怎么做才会缓解头痛呢？中医有以下几个妙招！

1. 穴位按揉

（1）太阳穴：太阳穴位于头颞部，眉梢与目外眦之间，向后约一横指的凹陷处。用双手拇指同时在两侧太阳穴进行按揉，每次可揉按 2 分钟左右。

（2）风池穴：风池穴位于项部，胸锁乳突肌与斜方肌上端之间的凹陷处。以双手拇指同时放在颈后两侧风池穴，缓缓下按，按压 5 秒后放松。指按 10 次后，在风池穴行按揉法，揉按 2 分钟为宜。

2. 艾灸

艾灸主要借助灸火的热力和药物作用来达到扶正祛邪、温阳补气、散寒化湿、培元固本的功效。每次选取 2 个穴位，用艾条温和灸（将艾条燃着的一端与施灸部位的皮肤保持 2~3 厘米，以局部温热、无烧灼感为度），每天 1~2 次，每次 20 分钟。可以选择以下穴位施灸。

（1）大椎穴：大椎穴在颈后部，位于第 7 颈椎棘突下凹陷中，是督脉上的穴位，有"诸阳之汇"之称，能通一身的阳气，有很好的散寒、除湿效果。

（2）太阳穴：太阳穴在头颞部两侧，眉梢与目外眦之间，向后约一横指的凹陷处，属于"经外奇穴"，可以治疗各种原因引起的头痛或偏头痛。

（3）列缺穴：列缺穴在前臂，桡骨茎突上方，腕横纹上 1.5 寸（拇指同身寸）。或者以左右两手虎口交叉，一手食指压在另一手的桡骨茎突上，在食指尖到达之凹陷处取穴。列缺穴是手太阴肺经的络穴，具有宣肺解表、通经活络的功效，中医有"头项寻列缺"的说法，故有治疗头痛的作用。

3. 穴位贴敷

（1）大椎穴：大椎穴为手足三阳及督脉之会，循督脉上传头颈，既能温通阳气、散寒解表，也可疏风清热，临床用于治疗外感头痛。取穴方法：正坐低头，该穴位于人体的颈部下端，第 7 颈椎棘突下凹陷处，约与肩平齐。

（2）风门穴：风门穴为风邪出入之门户，善治风邪。本穴位于肩背部，风邪易袭之位，内应于肺，是治疗外邪侵犯肺卫所致诸疾常用穴。取穴方法：位于背部，当第 2 胸椎棘突下，旁开 1.5 寸。

风寒头痛可取适量生姜，捣成泥状，制作成约 1 元硬币大小的药饼，贴敷于以上穴位，外以胶布固定。也可将风油精、薄荷精油等滴于创可贴上进行贴敷。敷贴时间为 30 分钟至 1 小时。

第二十二问

●●●●●●●●●●

感冒咽痛怎么办?

感冒时如果咽喉疼痛,尤其是在吞口水、进食的时候疼痛更甚,此时多为急症,往往是在感受风寒邪气后,寒邪入里化热造成的。其最大的特点就是发展快,严重者感觉吞咽困难。如果咽喉疼痛严重,影响饮食、睡眠,这是非常不利于身体恢复的。居家时怎么做能缓解咽痛呢?

1. 少商穴放血

少商穴在拇指桡侧,距指甲角 0.1 寸。少商穴放血能够迅速缓解咽喉疼痛不适。具体操作步骤:①挤压。从大拇指指根向指尖方向推挤数次,使拇指指尖充血。②消毒。用 75% 酒精或聚维酮碘擦拭穴位。③点刺放血。用梅花针点刺少商穴,直刺 0.1~0.2 寸,然后挤压放血。咽喉红肿疼痛明显者可选左右两手的少商穴,症状较轻者选单侧即可。

少商穴放血以 4~5 滴为宜,当挤出颜色较深或紫黑色的血时,需连续挤压至血色转为鲜红。然后用干棉签按压止血,并用聚维酮碘消毒。30 分钟内放血处不沾水。

2. 刮痧

在前颈部进行刮痧，能起到缓解咽喉部疼痛的作用。取适量的刮痧油涂抹前颈部，然后使用刮痧板在颈部从上向下沿着中间线进行刮拭，直到颈部出痧为止，刮痧动作要尽量轻柔。

3. 利咽茶饮

（1）胖大海茶

适用人群：适用于表现为咽喉肿痛、咽痒不适、声音嘶哑等症状的患者。

配方：胖大海 1~3 枚。

用法：将胖大海放入盖杯中，用沸水冲泡即可，频频代茶饮。

（2）罗汉果梨梅煎

适用人群：适用于症状表现为咽喉红肿疼痛、吞咽有异物感的患者。

配方：雪梨 1 个，罗汉果半个，岗梅 20 克。

用法：水煎服或代茶水饮，每天 1 剂。

4. 日常调护

日常生活中，使用温水冲泡蜂蜜饮用，蜂蜜能够滋润咽喉处的黏膜，缓解炎症，同时会刺激口腔分泌更多唾液，从而减缓咳嗽频率和程度。还可加入适量柠檬片，帮助润喉，减轻咽痛。此外，经常用温盐水漱口，200 毫升 30 ℃~40 ℃的温

水加上 1~2 克食盐，让水在嗓子眼附近停留一会，一天漱口
2~3 次即可。此外，还可以用热毛巾敷于咽喉部位，促进局
部血液循环。

第二十三问

* * * * * * * * *

感冒周身疼痛怎么办？

很多人在感冒后会有身体酸痛症状，有些人症状轻微，但有些人可能症状严重，甚至会有"骨头散架"的感觉。服用感冒药后，身上疼痛的感觉往往难以很快缓解，这时候我们应该怎么办呢？

1. 热敷

多喝热水，同时在额头、脖子等处用热毛巾热敷，或用热毛巾进行局部擦洗或冲洗，促进血液循环，缓解肌肉酸痛。也可适当对酸痛部位进行按摩，使局部产生温热感，起到放松肌肉组织、缓解酸痛感的作用。

2. 穴位按压

合谷穴是大家熟知的一个穴位，取穴简便，操作简单，很多人还不知道合谷穴有止痛作用。合谷穴属多气多血之手阳明经大肠经的原穴，合谷之气在阳，禀天气自然下降，以降为顺，偏于调血中之气。用力按压持续 1~3 分钟，就能起到一定的止痛效果。

3. 泡脚

在热水中加一小勺食盐、生姜 60 克左右，泡脚约 30 分钟。泡脚时，可以先将脚放于泡脚桶边缘用热气熏，待水温适宜时再将双脚泡入水中，并互相搓擦，直至水凉。熏泡后还可进行适度的脚部按摩，通常按摩 30 分钟左右即可。

4. 药浴

准备黄春菊 10 克，将干燥的黄春菊放入热水中，浸泡 5 分钟，然后直躺在浴盆中泡浴 15~20 分钟，黄春菊有抗炎杀菌、抗病毒、缓解疲劳等作用；黄春菊泡浴能在一定程度上松弛紧张的肌肉和神经，排除体内毒素，能有效缓解由感冒所导致的全身酸痛，如肩膀痛、颈部痛等。

第二十四问

感冒鼻塞流涕、喷嚏频发怎么办？

感冒时常伴有鼻塞、流涕、打喷嚏的症状，这些症状不仅让患者身体不舒服，还会影响患者的正常社交。

但我们知道，感冒出现的鼻塞流涕、打喷嚏跟鼻炎的症状很相似，那该如何进行区分呢？首先，感冒通常会有全身乏力或者发热等症状，鼻炎大多只是局部的鼻部炎症；其次，感冒一般持续时间为5~7天，而鼻炎持续时间会更长；最后，感冒的发生没有什么时间规律，季节性鼻炎一般在特定季节、特定时间发作。如果患者自身患有慢性鼻炎，受凉感冒后更容易引发鼻炎发作。如果感冒后出现了鼻塞流涕、打喷嚏等症状，该怎么办呢？

1. 穴位按揉

（1）风池穴：位于胸锁乳突肌与斜方肌上端之间的凹陷中，约与耳垂相平。将两手拇指或中指的指腹，分别按在颈部左右两侧的风池穴，进行适当力度按揉，以出现酸胀感为度，每次 3~5 分钟。

（2）迎香穴：位于鼻翼外缘中点，鼻唇沟中。将食指指尖置于迎香穴，做旋转揉搓，鼻吸口呼，吸气时向外、向上揉搓，呼气时向里、向下揉搓，每次 3~5 分钟。

（3）合谷穴：双手拇指、食指张开，虎口交叉。拇指关节横纹放在虎口上，拇指下压处即为合谷穴。按揉时用力柔和均匀，每次 3~5 分钟，以自觉局部轻微酸胀为度。

2. 中药茶饮

（1）藿香薄荷茶

适用人群：一般人群均适用，但对于平素体虚怕冷者不适用。

配方：藿香 15 克，柴胡 7 克，薄荷 15 克，紫罗兰 2 汤匙。

用法：以上药物分成 4 等份，每次取 1 份加沸水 250 毫升冲泡，焖约 5 分钟，过滤后即可饮用。

（2）白菜根葱白汤

适用人群：适用于发热较重、鼻塞、流黄浊涕、口渴欲饮的患者。

配方：大白菜根 3 个，连须葱白 2 根，芦根 10 克。

用法：以上 3 物用水煎煮 10~15 分钟即可。

其实我们也知道感冒不吃药，常常 1 周左右也能自然而然地恢复，但是配合药物、针灸等的治疗会让症状减轻得更快。除此之外，我们还要做到多喝温水，早睡早起，饮食清淡。

第二十五问

●●●●●●●●●

感冒咳嗽怎么办？

感冒咳嗽是一种气道变应性炎症，也是生活中常见的症状，几乎每个人都经历过咳嗽，尤其是在感冒高发的冬季。许多老人、孩子一旦感冒咳嗽，更是经久不愈，大大影响了生活质量。对此，我们有哪些缓解措施呢？

1. 穴位按揉

（1）三间穴：位于手背部，第 2 掌指关节桡侧近端凹陷处。用大拇指指腹先向下按摩，再顺时针按揉约 10 次，再逆时针按揉约 10 次，以出现轻微酸胀感为度。

（2）合谷穴：位于手背部，第 2 掌骨桡侧的中点处。指压时用对侧手的拇指按在本侧手的合谷穴上，朝本侧手的小指方向均匀地用力按摩，每次按摩 5~10 分钟，以出现轻微酸胀感为度。

（3）天突穴：位于颈前区，胸骨上窝中央，前正中线上。

轻轻地向下、向内按揉天突穴。先顺时针按揉 10 次，再逆时针按揉 10 次，以局部皮肤微微发红为宜。

2. 药膳食疗

（1）姜杏汤

适用人群：适用于感受风寒导致的咳嗽痰多清稀、恶寒发热、头痛者饮用。

配方：杏仁 10 克左右（泡洗后去掉外皮和内尖，捣碎），生姜 6 克（去皮，与盐 4 克一起捣碎），甘草 5 克（研细末、微炒）。

用法：将上述材料一同拌匀，用开水冲成汤，即可饮用。

（2）冰糖炖梨

适用人群：适用于咳嗽不爽或咳声重浊，吐出的痰黏稠、颜色黄，不易咳出，口渴，咽痛，鼻流浊涕者饮用。

配方：大鸭梨 1 个，冰糖适量。

用法：梨去皮，剖开去核，加入适量冰糖，放入锅中隔水蒸软即可食用。服用本品时注意不要与蟹肉同食，因梨性寒凉，蟹亦冷利，二者同食，伤人肠胃；不要与油腻、冷热之物杂食，避免引起腹泻。

（3）花生沙参汤

适用人群：适用于干咳无痰，或痰少而黏，不易咳出，口渴，咽干，喉痒，声音嘶哑者饮用。

配方：花生米、白果、百合、北沙参各 25 克，冰糖适量。

用法：将上述材料水煎取汁，加冰糖，每天 1 剂。

患者在感冒咳嗽期间需注意饮食清淡，避免进食辛辣刺激芳香之品，如葱、姜、蒜等。要戒烟戒酒，充分休息，避免着凉。最后，感冒咳嗽多为自限性疾病，大多数患者通过自身的调整或者自身免疫力，就可以痊愈或改善，无需太过焦虑。

第二十六问

· · · · · · · · · ·

感冒呕吐怎么办？

　　夏季炎热多雨，闷热的天气让不少大人和小孩都对冰西瓜、冰饮料等爱不释手，因此容易感受寒湿之邪，从而诱发呕吐或兼有腹泻的胃肠型感冒，医学上又称其为"呕吐性上感"，其兼具感冒和消化道的病症。中医学认为该病的病机是机体感受风、寒、暑、湿等外邪，导致胃失和降，胃中的食物随着上逆的胃气而出，从而引发呕吐。

　　许多胃肠型感冒患者在发病初期常将它当作急性胃肠炎来治疗，那两者的区别是什么呢？急性胃肠炎区别于胃肠型感冒的症状有：患者发病前常有不洁饮食史；呕吐、腹泻较剧烈，呕吐物常有刺激性气味，大便呈黄色稀水样；一般没有发热等全身症状。那如果出现了感冒呕吐的症状，我们该怎么办呢？

1. 穴位按揉

　　（1）内关穴：位于腕横纹上 2 寸，掌长肌腱与桡侧腕屈肌腱之间。操作时用手的拇指端在穴位处进行顺时针方向按揉，每次 3~5 分钟，以局部出现酸胀感为度。

（2）足三里穴：位于犊鼻下 3 寸，距胫骨前缘旁开一横指（中指）。取穴方法：屈膝关节，扪及膝关节处明显的两处凹陷，在外膝眼下方 3 寸（针灸术语"寸"）的部位，找到胫骨，在胫骨外侧一横指处，可扪及明显的压痛点或有酸胀感，即足三里。操作时用大拇指或者中指按揉该穴 3~5 分钟，或者用按摩锤之类的东西敲打，使足三里有酸胀、发热的感觉。

（3）合谷穴：位于第 1、第 2 掌骨之间，当第 2 掌骨桡侧之中点处。操作时用对侧手的拇指按在本侧手的穴位上，朝本侧手的小指方向均匀地用力，每次按摩 5~10 分钟，以出现轻微酸胀感为度。

2. 药膳食疗

（1）三根姜糖果饮

适用人群：适用于症状表现为发热、怕冷、头痛、恶心、呕吐的患者。

配方：葱根 10 克，香菜根 10 克，鲜芦根 50 克，生姜 2 片，红糖 100 克。

用法：将上述材料处理干净之后切碎，放入锅中加水 200 毫升，用大火煮开后转成小火煮 10 分钟，取汁频服即可。

（2）苏叶水

适用人群：适用于怕冷较重、头痛、呕吐者，咽喉红肿疼痛者不宜使用。

配方：紫苏叶 3 克，紫苏梗 3 克，生姜 3 片。

用法：把这三种材料洗干净，同时放入 300 毫升沸水中，加盖浸泡 5 分钟后即可饮用。一般来说，患者可连续服用 3~5 天。

（3）绿豆陈皮汤

适用人群：适用于发热、怕冷并重、恶心欲呕、口渴欲饮者。

配方：绿豆 150 克，陈皮 10 克，红糖 25 克。

用法：绿豆洗净与陈皮放入锅中，加水 1000 毫升，用大火煮沸后，改小火再煮 30 分钟，待绿豆开花烂熟时，放入红糖 25 克调匀即成。每天早晚服用，连服 3 天。

我们要积极预防胃肠型感冒，比如多喝温水，最好不食用冷藏的饮品，多吃新鲜的蔬菜水果，多吃容易消化的食物，保持居住房间的空气流通，少去人多拥挤的公共场所。如不慎患胃肠型感冒，应重视居家护理，保持居室内的空气新鲜，遇有气候变化及时增减衣服。

第二十七问

● ● ● ● ● ● ● ● ●

感冒该如何发汗？

在感冒的时候，我们可以通过让身体出汗来使感冒的症状得到有效的缓解，但是很多人对发汗的认识不够全面，这里就给大家介绍下感冒后我们要怎样发汗以及发汗后的一些注意事项。

1. 对症选用

许多人都知道喝碗姜汤发汗，能有效缓解感冒症状。淋雨感受风寒后及时喝一碗红糖姜汤或葱白汤，对治疗风寒感冒会有比较好的疗效。不过，这个方法对于有口干、咽干、咽痛、流黄鼻涕等症状的风热感冒患者不宜使用，因为如果这时再服用生姜类温热药，就如同火上浇油，会加重内热。

2. 适可而止

运用发汗法治疗感冒，要求达到汗出热退、脉静身凉，以微微汗出为度，不可过度发汗或久汗，发汗如果过多，会耗伤阴液，导致伤阴甚至亡阳。同时要重视对助汗之护理，如喝热粥，多饮温热开水、热汤之类以助药力。

3. 虚人慎用

体质较虚的人感冒一般不宜重用发汗解表之剂。气虚、阳虚、血虚、阴虚者都要慎用发汗疗法，否则不仅不能达到治疗目的，还会使虚者更虚。

4. 因时选药

季节不同而剂量不同。在春夏时节，皮肤腠理疏松，比较容易出汗，解表药应该选择发汗力弱的，如香薷等，用量亦应减少；秋冬时节，皮肤腠理致密，出汗较少，解表药应该选择发汗力强的，如麻黄等，用量亦应加重。

下面这些发汗食谱可供大家选择。

（1）红枣生姜汤

适用人群：适用于平素脾胃虚弱、手脚冰凉者；平素易口腔溃疡者、糖尿病患者不宜使用。

配方：红枣3~4颗，姜1块，红糖2勺，水350毫升。

用法：先将红枣、姜放锅里煮，水开后加盖煮5分钟，再放两勺红糖煮5分钟，即可饮用。

（2）葱豉汤

适用人群：适用于感受风寒后怕冷重、无明显发热、无汗者。

配方：葱白2根，豆豉10克，水500毫升。

用法：先将豆豉放入锅中煮2~3分钟，再加入葱白，煮

2~3 分钟，即可饮用。

那么发汗后我们需要注意些什么呢？

及时补水：在感冒发汗的时候，我们身体中的水分会随着汗液的排出而大量流失，这个时候我们一定要及时地给身体补充水分，避免因为出汗而出现脱水的情况。补水时一定要选择温开水，还可以在温开水中加入新鲜的柠檬片或蜂蜜饮用。

避免吹风：在我们浑身出汗的时候，很容易因为吹风而出现二次受凉。如果我们因为出汗吹风而再次受凉，不仅会加重感冒，而且也会使我们想要通过出汗而治疗感冒的目的变得毫无意义。

及时更换衣物：在出汗后，我们不能立即洗澡，因为这个时候，我们全身的毛孔都是张开的。此时，我们可以通过更换衣物来缓解浑身湿漉漉的不适感。另外，通过及时更换衣物，我们也可以避免因穿着湿衣服又不小心吹到风所导致的二次感冒的发生。

第二十八问

· · · · · · · · ·

感冒还能抽烟吗?

在日常生活中,部分人有抽烟的习惯,且对香烟产生了依赖,一天不抽就浑身难受,就算感冒了也不能影响他们吸烟。其实在感冒期间吸烟是错误的,不利于感冒的恢复,还可能导致康复时间的延长,给患者造成更大的痛苦。那中医对吸烟是怎么认识的呢?

烟草性辛温,有行气的作用,是一味妙药。明代《景岳全书》有言:"其气上行能温心肺,下行则能温肝脾肾,服后能使通身温暖微汗,元阳陡壮……诚顷刻取效之神剂也。"因此,烟草是具有一定的药用价值的。

随着烟草风靡一时,其弊端日益显著。烟草性偏温热,过度吸入必损耗人体精血。《本草纲目拾遗》记载,有一人"每晨起,见其咳吐浓痰遍地,年余迄未愈……一日忽不食烟,如是一月,晨亦不咳,终日亦无痰唾","烟毒"一词应运而生。因此可知,烟草为性烈辛温之品,且有成瘾性,若阳盛气亢而多躁多火者，或气虚气短而多汗者，皆不宜用。若虚寒之体，风寒兼有痹痛者，可以适量吸食烟草以通痹散结。

现代医学研究发现烟草中含有尼古丁等有害物质，有明确的致癌作用及成瘾性，且吸烟对呼吸道危害大，很容易引起喉头炎、气管炎、肺气肿等疾病。人体感冒后由于机体的抵抗力下降，容易受到病毒、细菌等的感染，从而使上呼吸道出现明显的充血、水肿等情况，若此时再吸烟，无疑火上浇油，因此感冒时是不能吸烟的，也在此提醒老"烟民"们，不论平时烟瘾多大，如若感冒，尽量不要吸烟。

感冒期间，患者最好禁烟，注意多饮水，尤其是对于肺部功能素来不强的患者来说，还要多吃雪梨、银耳汤、萝卜等食物，这些食物都有很好的清肺功能，同时还能止咳化痰，继而缓解患者的不适感，帮助患者早日消除病症。

第二十九问

● ● ● ● ● ● ● ● ● ●

感冒了还能熬夜吗？要如何扶正气？

普通感冒一般1周左右即可自然康复，但若感冒后熬夜，则可能导致病情加重。有人感冒后未予重视，通宵熬夜工作、游戏，喝酒应酬，以致病情急转，突发暴发性心肌炎，险些丢了性命，为什么小小的感冒竟能引起暴发性心肌炎呢？

从西医角度分析，感冒后人体抵抗力下降，导致病毒入侵心肌，形成暴发性心肌炎，表现为突发心悸、气促、呼吸困难，甚至休克。从中医来看，感冒是邪气外袭，人体正气与外感邪气交争，从而出现全身酸痛、发热、鼻塞、恶风寒等各种不适症状。正确的治疗思路是扶正祛邪，让正气健旺，正能胜邪，则邪气退去，感冒即愈。

我们应该如何扶正呢？

扶正包括两个方面，一方面是养正，具体包括：①多休息，使气不过耗；②早睡觉，使阳气能归根；③多静，静以养神；④喝些热米粥，能养胃气。另一方面是戒耗：①少吃煎炸、油腻、生冷、黏滑类的食物，不伤脾胃之气；②勿剧烈运动，勿过度劳累，使正气不伤；③勿熬夜，使阳气不耗；④少思虑，使脾不伤；⑤减少房事，使肾精不伤；⑥少看电视、手机，使肝血不耗。反之，若既不养正，也不戒耗，则正气必伤，正气伤则无力祛邪。

因此，感冒后好好休息是非常重要的。一则可以按以上的方法养正、戒耗，借这个机会也可以打坐、站桩，静静心，安安神，从每天忙碌紧张的工作中解脱出来，这既可匡扶正气，又可缓解身心疲惫，让自己早日健康起来。二则，积极疗养，可用厨房里的食物来自治感冒，比如，大葱根、香菜根、白菜根、小茴香各 3 个，切碎，加生姜 3 片，水煎服，服后周身微微汗出，则邪气自除。此法能祛风散寒。平时可经常用此方养生。还可以喝点生姜红糖水，或者泡个热水澡，或用艾叶（花椒也可以）煎水泡脚，出一身汗；或可自上而下刮痧，取肺俞穴和肺经穴位。

此时还可艾灸。①大椎穴：在第 7 颈椎棘突下，约与肩相平。艾灸此穴可让家人帮忙，将艾条点燃后在大椎穴处进行熏灸，施灸者左手中、食二指放于被灸穴位两侧，以感知患者皮肤受热程度，可灸 15~30 分钟。②风池穴：位于胸锁乳突肌与斜方肌上端之间的凹陷中，约与耳垂相平，艾灸方法同大椎穴，施灸时应多加注意，避免艾条烧到患者的头发。③身柱穴：位于第 3 胸椎棘突下。艾灸方法同大椎穴。

如果感冒了，一定要好好休息，养足正气才能祛除邪气，这也提醒我们在平时未患病时就要保养正气，尽量不要熬夜，所谓"正气存内，邪不可干"。

第三章

感冒预防内外兼，简便效宏立践行

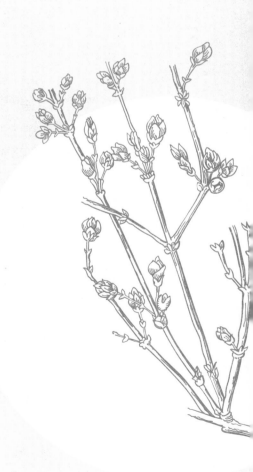

第三十问

什么是中医调摄养生？

中国自古就有调摄养生的传统，《素问·上古天真论篇》中有"上古之人，其知道者，法于阴阳，和于术数，食饮有节，起居有常，不妄作劳，故能形与神俱，而尽终其天年，度百岁乃去"之语，简单说来就是要顺应自然，通过饮食、情志、运动等方式来保持健康以延年益寿。古人可以"尽终其天年，度百岁乃去"，如今大多数人却"未老先衰"，究其原因，无非是古人善于调摄养生，那到底什么是中医调摄养生？中医调摄养生具体包括饮食养生、情志养生、运动养生三个方面。

1. 饮食养生

中医饮食养生的历史可以追溯到 3000 年以前，现代将其称为"食疗"，并将药食相结合形成了"药膳"，其具有补养身体、延缓衰老、防治疾病的作用。饮食养生讲究饮食有节、五味调和。

（1）饮食有节：指饮食要有规律，不要过饥过饱、暴饮暴食，宜冷热适中、按时进食，否则容易损伤脾胃，"脾胃乃气血生化之源""百病皆由脾胃衰而生"，脾胃一旦损伤，气血生化缺失来源，就容易诱发一系列疾病。

（2）五味调和：五味包括"酸、苦、甘、辛、咸"，酸入肝、苦入心、甘入脾、辛入肺、咸入肾。五味对脏腑及机体各有作用，因此饮食需要五味调和，均衡摄入，不可偏食一味。

2. 情志养生

范进中举喜极而疯的故事可谓人人皆知，其中就揭示了情志养生之道。人有七情，喜、怒、忧、思、恐、悲、惊。《黄帝内经》认为"怒伤肝，喜伤心，思伤脾，忧伤肺，恐伤肾"，因此保持情志平和是养生不可或缺的一部分。在精神紧张、身心疲惫或情绪大幅波动时，尽量减少室内独处，建议到户外散散步，或者通过阅读、听歌、唱歌、运动转移注意力，也可以找人倾诉，学会合理疏导情绪。

3. 运动养生

生命在于运动，早在千年前古人就创立了导引术、太极拳、八段锦、易筋经等传统功法，以养精、练气、调神为基本特点，有增强体质、延缓衰老、延长寿命之效。

（1）运动适度：运动总时长以 30~60 分钟为宜，有利于提高心血管系统功能。也可以根据脉搏、心率作为运动量的指标，正常成年人一般低强度（如慢跑、游泳）的有氧运动心率增加至 110~120 次 / 分为宜，中等强度（如羽毛球、篮球、跑步）有氧运动心率增加至 120~140 次 / 分为宜，老年人以心率每分钟增加至 120 次为宜。建议每周运动 3~5 次。

（2）循序渐进：身体锻炼应采取渐进的方式，每周运动量、运动时间的增加幅度不要超过 10%，对老年人来说，应该有 6 周左右的适应阶段，并且要从低而有效的限度开始，缓慢进行。

（3）因时、因人、因地制宜：年轻人可以选择篮球、长跑等运动量较大的运动，老年人建议选择太极拳、八段锦、步行等缓和的运动。运动时间一般选择早晨，地点一般选在户外空气新鲜且流通的地方。睡前、饭前、饭后不宜剧烈运动，饭前运动易引发低血糖，饭后运动易导致消化不良等胃肠疾病。

第三十一问

着凉后足浴可以预防感冒吗？

足浴，即用热水泡脚，是足部保暖的重要方法之一，源于我国远古时代，至今已有 3000 多年的历史。俗话说：诸病从寒起，寒从足下生，养生先养脚。泡脚已成为我们日常生活中最方便、快捷的保健养生方法之一，那着凉后足浴可以预防感冒吗？从医学的角度回答是：着凉后正确足浴可以预防感冒。

中医学认为脚是"人体的第二心脏"，是人体保健养生的重点区域之一。由于脚离人体心脏最远，供血最差，加上脚的脂肪层最薄，保温差，所以脚非常容易着凉受寒。脚一旦受寒，寒气会逐渐从体表侵入脏腑，引发感冒等多种疾病；而泡脚既能鼓舞人体正气，使机体气血调畅，升腾热气，驱散寒气，也能增强人体的抗病能力，起到预防感冒的作用。

着凉后不仅可以用纯热水泡脚，还可以用中药熬煮的药液泡脚，药液泡脚的增强体质、防病治病效果更佳。早在春秋时期，《礼记》中就有将中草药煎煮后熏蒸、浸泡足部以防治疾病的记载。艾叶泡脚算得上居家常用方了，大部分百姓都知道，着凉后艾叶泡脚或泡澡有很好的驱寒效果。除此之外，还有一些经典的预防感冒的中药足浴方。下面简述一二。

1. 麻黄桂枝浴

麻黄、桂枝、生姜、紫苏、葱白、白芷各20克。以上药材加2 000～2 500毫升清水浸泡5~10分钟，再熬煮45分钟，隔渣取液，待温度适宜后泡脚。每天1剂，分2次进行，每次20~30分钟，连续3~5天。

2. 当归干姜浴

干姜50克，附子50克，党参50克，当归50克，吴茱萸25克。以上药材加2 000～2 500毫升清水，熬煮45分钟后，隔渣取液，待温度适宜后泡脚。时间同上。

3. 荆芥防风浴

羌活、独活、防风、荆芥各50克，紫苏叶25克。以上药材加2 000~2 500毫升清水，水开后改文火熬煮45分钟，隔渣取液，待温度适宜后泡脚。时间同上。

日常生活中，如何泡脚才能安全、健康、有效地预防感冒呢？

（1）泡脚时间不宜过长，一般半小时左右为宜（夏季15~20分钟即可），2~7岁小儿时间减半，7岁以上儿童可以参考成人泡脚时间。一周3~5次或隔天1次，着凉后泡脚频率可以为一天1~2次，其间多喝温水或姜汤，增加体内热量，加快寒邪的排出。

（2）建议在睡前泡脚，最佳时间为晚上7-9时。此时归属肾经，泡脚可以加快全身血液循环，有利于滋养肝肾。饭前饭后不宜泡脚，以免影响胃肠的血液循环而导致消化不良。

（3）水温适中，一般控制在40 ℃左右，泡脚时以周身温暖、微微发汗为度。尤其需要注意的是糖尿病患者足部温度感觉迟钝，建议此类患者应先用手试试水温，同时注意遵循先加凉水再加热水的原则，避免烫伤。

（4）保证足浴器具的卫生。注意每次足浴器具的清洁和消毒，有脚癣、脚气、脚部皮肤病的患者最好使用独立的泡脚器具，避免引起交叉感染。

（5）泡脚水位以没过小腿最佳，可以配合足部按摩，有效加快足部的血液循环。

（6）注意保暖。由于泡脚过程中人体皮肤的毛孔都处于打开的状态，此时邪气最容易侵入，所以应避免在容易受风着凉的地方泡脚，泡脚后须及时将双脚擦干，避免再次受寒。

（7）由于泡脚有助于促进血液循环，加快心率，所以心脏病、低血压等疾病患者应减少泡脚时间与次数，若泡脚时出现胸闷、头晕，应暂时停止泡脚，平躺休息，必要时去医院就诊；足部皮肤破溃者不宜泡脚，以免伤口感染；静脉曲张、静脉血栓、下肢动脉闭塞者不宜泡脚，泡脚可能会加重静脉回流负担。

第三十二问

● ● ● ● ● ● ● ● ●

着凉后有哪些食疗方可以预防感冒？

总有人在"满20℃减10℃""满30℃减15℃"的断崖式降温、换季或昼夜温差大时因为保暖不及时而着凉。免疫力好的人可能不会感冒，但是幼儿、老年人、孕产妇等免疫力差的人群就很容易感冒。有保健专家提出，针对普通感冒，如果患者体质较好、病症较轻，可以通过日常食疗来调摄身体。

说起食疗，大家最熟悉的应当是淋雨着凉后喝上一杯暖暖的姜茶驱寒。除姜茶外，冰糖雪梨茶、金橘食盐水、红糖姜茶等都属于食疗方的范畴。着凉后如有怕冷、发热、鼻塞、流鼻涕、打喷嚏、头痛、食欲不振等感冒征兆时，我们可以尝试以下食疗方来预防和缓解感冒。

1. 神仙粥

适用人群：无症状，或怕冷、发热、鼻塞、流清涕、头痛、四肢酸疼者。

配方：糯米 100 克，葱白 7 根，生姜 15 克，米醋 30 毫升。

用法：将糯米洗净，加适量水熬煮成粥，葱白、生姜捣烂后加入粥中煮 5 分钟，加入米醋 30 毫升，搅拌均匀温热服用。服后盖被发汗，微微发汗即可，切忌大汗淋漓，汗后用干毛巾擦干、换上干净衣物，该过程注意保暖，避免二次受风受寒。每天早晚各 1 次，连服 4 次。

2. 香菜葱白汤

适用人群：无症状，或发热、无汗、鼻塞、流清涕、头痛、四肢酸疼者。

配方：香菜 15 克，葱白 15 根，生姜 9 克。

用法：将香菜、葱白、生姜洗净，切碎，放锅中加适量清水煎煮 10~15 分钟，去渣取汁，趁热服用。每天 2 次，连服 2~3 天。服药后需盖被发汗，注意事项同上。

3. 茶豆饮

适用人群：无症状，平素易上火者，或发热、咽干、咽痛、咳嗽者。

配方：绿豆 30 克，茶叶 9 克，白糖适量。

用法：首先将茶叶用干净纱布包好，再与绿豆一起放入锅中加水煎煮，待绿豆熟时，去茶叶，加适量白糖，待白糖溶化后热服。

4. 山药桂圆粥

适用人群：老年人或体质虚弱者，低热反复发作、怕风怕冷、鼻塞、流清涕、食欲不振、咳嗽气喘者。

配方：山药 100 克，桂圆肉 15 克，干荔枝肉 3 个，白糖适量。

用法：山药去皮后切成薄片，将山药、桂圆肉、干荔枝肉一同熬煮，煮好后加入适量白糖即可。

食疗虽是传承千年的养生手段之一，但也有因人而异、因地制宜、因时制宜的讲究，因此，若按食疗方食用 3~5 天，感冒症状未见好转或有加重的趋势，应及早到医院就诊。

第三十三问

着凉后有哪些药膳方可以预防感冒？

　　前面一章我们已经讲到，着凉后正确使用食疗方可以预防感冒。除此之外，药膳疗法是中华传统医学历经几千年的探索与研究逐渐形成的系统性的防治疾病的方法，并且在我国具有悠久的应用历史。从神农尝百草开始，就有了药食同源的说法；药王孙思邈认为若症状较轻或病因较浅，可采取药膳疗法的方式进行医治。

　　药膳与食疗最主要的区别在于是否添加药物，药膳是在传统食疗的基础上将食物与药物相结合，其包括药粥、药酒、药茶等，相比于传统的药物，药膳色、香、味更佳，更容易被惧药的人群接受。那么，着凉后有哪些药膳方可以预防感冒呢？

1. 姜苏饮

适用人群：怕冷、发热、头痛、咳嗽、食欲不振者。

配方：生姜 10 克，紫苏叶 7 克，白糖适量。

用法：将生姜洗净切片，紫苏叶洗净切碎，加适量水煮沸，可加适量白糖拌匀趁热服，每天 5 次，连服 3 天。注意紫苏叶中的芳香物质容易挥发，煮 5~10 分钟即可，避免煮太久而减弱药性。

2. 藿香陈皮饮

适用人群：发热、怕冷、身体困重、食欲不振、恶心欲呕者。

配方：藿香 10 克，陈皮 5 克，白糖或冰糖适量。

用法：将藿香、陈皮放入锅中，加清水 500 毫升，煎煮 15 分钟，去渣取汁，加入白糖或冰糖代茶饮。

3. 当归生姜羊肉汤

适用人群：平素怕冷、手脚冰凉者，易感冒者。

配方：当归 20 克，生姜 30 克，羊肉 500 克，食盐、料酒适量。

用法：当归冲净后用清水泡软，切片备用；羊肉剔去筋膜，放入开水锅中焯去血水后捞出，切片备用。将当归、生姜、羊肉一同放入砂锅中，加清水煮沸，撇去浮沫后再改用小火炖至羊肉熟烂，加适量食盐、料酒调味即可。

4. 黄芪鲫鱼汤

适用人群：老年人或体质虚弱者，低热反复发作、怕风怕冷、鼻塞流清涕、食欲不振者。

配方：鲫鱼 1 条，黄芪 15 克，白术 6 克，防风 3 克，葱、姜、盐适量。

　　用法：将黄芪、白术、防风煎汁去渣。取药汁加水至
1 500毫升，放鲫鱼炖煮，后加入葱、姜、盐等调味即可，最
后要吃鱼喝汤。

　　药膳终究不是药，若以上药膳食用3天左右症状仍未见
好转，应及早到医院就诊。

第三十四问

● ● ● ● ● ● ● ● ●

感受风热后如何预防感冒？

夏季淋雨吹风后，往往会突然出现发热、咳嗽、咳黄黏痰、流黄鼻涕、喉咙痛、口渴想喝水等一系列症状，细心的人或许还会发现自己的脉搏比平时偏快。这便是感染了风热邪气的表现。

一年四季最容易感染风热之邪的时候便是春末夏初。在易感季节，牢记"一通二动三按四扶五补"，做好日常防护才能有效避免感冒。

一通，即室内通风，保持室内湿度、温度适宜。最好每天早晚通风 2~3 次，每次 15~20 分钟即可，室内外温差以 5 ℃~8 ℃为宜。

二动，即适当运动，强身健体，适当的户外活动可以增强血液循环，改善体质，提高免疫功能。

三按，即按摩穴位，防治感冒。风池穴位于后脑勺两侧凹陷，与耳垂齐平处，主治感冒、头痛、头晕等；迎香穴位于鼻翼外缘中点，鼻唇沟中，主治鼻炎、鼻塞等。可以早晚按摩以上穴位，每次1分钟。

四扶，即匡扶正气，提高免疫力。正所谓"正气存内，邪不可干"，如果人体免疫力足够强，病邪便无法侵入机体。日常生活中同样可以通过足浴、食疗药膳来提高免疫力。

五补，即补充营养。适当摄入鱼、肉、蛋、奶等高蛋白食物有助于增强人体免疫力，而过食辛辣、冷饮则是风热感冒的诱因之一。因此，平时要注意饮食均衡，尽量少吃辛辣、油腻以及高糖的食物；另外，维生素含量高的食物，如新鲜萝卜、梨、猕猴桃、柑橘、苦瓜等，对预防感冒也有一定作用。

1. 中药足浴

（1）银翘汤：金银花、连翘各50克，桔梗、薄荷各30克，豆豉、牵牛子各20克，甘草10克。上述药材加清水适量，浸泡5~10分钟后，熬煮30分钟后隔渣取液，待温度适宜后泡脚。每天1剂，分2次进行，每次15~20分钟，连续2~3天。

（2）二荷苏叶汤：薄荷、荷叶各15克，紫苏叶10克。方法同上。

2. 食疗药膳

（1）银花饮

适用人群：发热重、咽痛、咳嗽、流黄涕者。怕冷、体质虚者不适用。

配方：金银花30克，山楂10克，蜂蜜适量。

用法：金银花、山楂放入锅中，加水适量，大火煮沸，3分钟后取药液1次，再加水熬煮3分钟，将两次药液合并，加入适量蜂蜜搅拌均匀即成。

（2）桑菊薄荷饮

适用人群：头痛、咳嗽、咽痛、双眼红肿疼痛等热象较重者。

配方：桑叶6克，菊花6克，薄荷3克，淡竹叶15克，蜂蜜适量。

用法：将以上材料放入锅中，加200毫升水煮沸，代茶频服。

第三十五问

太极拳、八段锦如何预防感冒？

提到感冒，大家都知道老人和小孩最容易中招，究其根本是其免疫力较低所致。因此，预防感冒首先要从增强机体免疫力入手。"运动不止，生命不息""生命在于运动"，运动可以改善体质、提高免疫力，加强机体代谢循环，从而达到预防感冒等疾病的目的。2022 年 12 月，八段锦、太极拳被列入《新冠病毒感染者居家中医药干预指引》，专家提出全民可适当练习八段锦、太极拳等中国传统功法，增强免疫、自我预防、促进恢复。

太极拳与八段锦是我国传统体育健身方法，在中国已有悠久的历史，并广为流传，被公认具有健身、防身、防病、延年益寿的功效。它是由国家体育总局和中华全国总工会共同推荐的一套适合不同年龄阶段人群练习的健身功法，也是我国全民运动保健的推广项目之一。

太极拳、八段锦动作柔和缓慢、松静自然、圆活连贯，练习时要求心静体松、精神集中，全身放松，动作舒缓圆活，呼吸自然流畅。太极拳、八段锦作为一种以养生保健为主的运动项目，不仅可以使练习者强身健体、增进健康，还可以愉悦心情、放松身心。既然太极拳和八段锦能够增强人体正气、预防感冒，那么我们应该如何练习呢？

（1）选择合适的版本

1）八段锦：一般推荐练习国家体育总局发布的八段锦版本《健身气功八段锦》，也可以在网上观看视频或者购买相关配套书籍进行学习。

2）太极拳：建议初学太极拳者练习国家体育总局发布的简化太极拳24式（杨氏简本），简单方便易懂，老少皆宜。

（2）选择适宜的时间和场所进行练习。一般来说，太极拳、八段锦在家就可以练习，选择空气新鲜且流通的地方即可。练习时间以上午7—10时为最佳，此时人体阳气升腾，练习功法可以助其升发，让人保持一整天的活力。

（3）做好充分的热身运动。热身运动不仅可以拉伸筋腱，活动关节，减少运动损伤，还可以提高肌肉体温，兴奋大脑及身体，让全身提前进入运动状态。

（4）可以借助一些简单的健身器材辅助练习。例如，健身球、泡沫轴等。

需要注意的是，急性脊柱损伤，脊髓受损，患有严重心、脑、肺部疾病，过于体虚的人不适合练习八段锦；膝关节损伤、过于体虚的人不适合练习太极拳，高血压患者不宜长期频繁练习太极拳，每周 1~2 次即可。另外，在进行锻炼时要选择舒适宽松的服装。最后切记练后四不宜：不宜吸烟饮酒，不宜马上洗澡，不宜立即下蹲，不宜马上吃饭。

第三十六问

· · · · · · · · · · ·

艾灸如何预防感冒？

中医学认为，"卫阳"是人体在外的"防御系统"，能帮助我们抵御一定程度的外邪的侵害。当人体体质虚弱时，卫阳不能固涩，风邪会夹带其他邪气乘虚侵入，从而引发感冒。人们常把"感冒"称为"伤风"，就是指人体被外风所中伤。

艾灸预防感冒的方法早在几千年前的古代就已出现。春秋时期的《庄子》中就有"越人熏之以艾"的记录。孙思邈的《千金要方》所载："凡入吴蜀地游宦，体上常须两三处灸之，勿令疮暂瘥，则瘴疠温疟毒气不能著人也。"以上均说明艾灸预防感冒已经经过了数千年时间的证明，那么到底什么是艾灸？我们日常生活中又应该怎样用艾灸来预防感冒呢？

"艾灸"，是指将艾叶制成的艾炷、艾条点燃，用艾热刺激人体穴位或特定部位，从而用来预防及治疗疾病的一种治病手段。艾灸的方法有很多，被大家熟知同样也是使用最为广泛的方法非"温和灸"莫属了，即用点燃的艾条悬于穴位上"画圈"

式施灸，每个穴位灸 5~10 分钟，以局部皮肤潮红，温热而不灼热为度。随着现代技术的进步，艾灸盒等便捷的产品使艾灸的操作越来越方便。

预防感冒，我们可以选择以下穴位进行艾灸。

1. 足三里穴

足三里穴为保健要穴，被誉为"强壮穴"，因此为艾灸首选穴位。位于小腿前外侧，当犊鼻下 3 寸，距胫骨前缘一横指。选用优质艾条，在此穴每天行温和灸，每次 10~20 分钟，以皮肤表面微红、微热为度。艾灸足三里穴就相当于通过增加军粮补给以支援前线，即振奋中焦胃阳以鼓舞卫表阳气。

2. 气海穴

气海穴位于下腹部，前正中线上，当脐中下 1.5 寸。此穴具有补益正气、振奋阳气的作用，艾灸方法同"足三里穴"。

3. 大椎穴

大椎穴又称"百劳穴"，在颈后部，第 7 颈椎棘突下凹陷中，后正中线上。艾灸此穴具有消除身体疲劳、提高机体抵抗力的功效，艾灸方法同上。此外，还可选择将艾灸盒置于此处，每天约 20 分钟，以局部温热为度。

4. 肺俞穴

肺俞穴具有宣发卫气、通调水道之功，故又称"宣肺之穴"。在背部，当第 3 胸椎棘突下，旁开 1.5 寸。艾灸方法同"大椎穴"，艾灸此穴可以清宣肺气以预防感冒。

5. 神阙穴

位于肚脐，在肚脐正中，此穴大多采用隔物灸，日常生活中大多采用隔姜灸，因为生姜具有温经散寒之功，所以对于平素怕冷、容易腹泻的患者而言隔姜灸具有良好的散寒作用。

隔姜灸的具体操作方法为：①准备 2~3 片厚度为 0.2~0.3 厘米的新鲜姜片，并用绣花针在姜片上扎少许孔。②将艾绒捏成瓷实的圆锥形状，准备 3~5 壮。③将捏好的艾绒置于姜片上，再置于肚脐正中，在上方点燃艾绒。④待艾绒燃尽后，用镊子将艾绒灰夹走并置于水杯中灭火，再继续上述操作，灸 3~5 壮即可。需要注意的是，艾灸过程中不可随意移动身体，以防艾绒掉落烫伤皮肤；若过程中皮肤感到灼热不适，可将姜片移走，稍作缓解。

艾灸过程中一定要注意安全、规范操作，防止烫伤；若出现烫伤，应立即除去落于皮肤的艾绒灰，并用凉水冲洗，进行局部消毒，小范围烫伤可涂上矾冰溶液或烫伤膏后观察情况，若出现水疱或大范围烫伤应找专业人士治疗或去医院处理。

我们推荐优先选用第一类补益的穴位，因为抵抗力好了，疾病自然就不容易找上门了，所以这些穴位又被视为确有其效的百病万金油。此外，也可以请专业人士拟定个体化调养方案，针对个人免疫系统增减穴位，使艾灸疗效更上一层楼。

第三十七问

● ● ● ● ● ● ● ● ● ●

拔罐、刮痧如何预防感冒？

"拔罐""刮痧"是中医特色的外治疗法，也常用于感冒等疾病的预防。

拔罐的范畴并不局限于人们在养生馆或美容院所了解到的透明的火罐负压吸引皮肤的方式，还包括使用陶瓷罐、抽气罐以及中药泡煮竹罐的药罐疗法等。其操作形式也丰富多样，有留罐、走罐、闪罐、刺络拔罐等。

夏天空调总是必不可少，而迎风睡觉，一不留神便会使肩颈受凉，使颈部局部出现酸胀不适。此时，拔罐可以大显身手，沿着风府穴、大椎穴、肩井穴等局部穴位或沿着背部督脉及膀胱经拔罐可迅速缓解伤风引起的疼痛。此时的罐印常发紫，只因瘀血是紫红色，血脉受寒则凝。拔罐通过行气活血，驱散表邪，使局部气血得以运行通畅，从而缓解疼痛。

刮痧与拔罐的原理类似，能将黏着在血管壁的瘀血清除到血管外，再由局部微循环重新吸收入血，使瘀血随正常循环代谢排出体外。故刮痧并非只能用于中暑等热证、实证，对驱散风寒之邪也有一定疗效，对受风寒而未出现感冒症状的亚健康状态人群同样具备实用价值。

那么我们如何利用起家中闲置的罐子、刮痧板呢?

拔罐、刮痧对于专业知识有一定要求，切不可盲目操作。第一，考虑到操作的难度，避免烫伤，推荐拔罐者按说明书使用塑料制的抽气罐;第二，罐子负压吸引要依被施术者的耐受程度而定;第三，建议留罐时间不超过 4 分钟，以防出现水疱、皮下气肿等意外;第四，建议优先考虑去正规医院行拔罐治疗。而对于刮痧，主要是控制手法轻重及辨别被刮痧者体质能否承受刮痧，再行操作。体质很弱的人群需先补气血，因为刮痧的痕迹也是体内气血所化，当我们用力刮痧而不出痧时则须考虑被刮痧者是否适合刮痧。此外，心脏病患者、孕妇、皮肤病发作期患者、有出血倾向的人群不宜刮痧、拔罐。

顺经络循行或选取穴位进行操作。自行拔罐、刮痧时优选肌肉丰厚处，再考虑选取何种穴位。经络可选用足太阳膀胱经，即背部脊柱双侧旁开 1.5 寸（中指同身寸，指以患者中指中节屈曲时，内侧两端的横纹头之间为 1 寸）自上而下操作。以受试者可以耐受为度。足太阳膀胱经是多气多血的经脉，风邪等阳邪容易侵袭背部，而此经抗邪首当其冲，故易气滞、易血瘀，同时此经也是贯通人体上下循行部位最多的经脉，疏通温养此经的气血，能使人精神振奋，状态转佳。穴位可取用足三里、大椎、风门、风府等常用穴位。

拔罐或刮痧后皮肤毛孔处于开放状态，不可立即洗澡，此时洗澡容易受凉，使治疗的效果适得其反。

第三十八问

●●●●●●●●●

推拿如何防治感冒？

　　"推拿"又称"按摩"，是指运用推、拿、提、捏、揉等不同手法作用于人体的特定部位或穴位，以达到疏通经络、调整脏腑、调和气血、平衡阴阳、防治疾病的作用，被赞誉为"元老医术"。推拿可以预防和治疗感冒，当人们受凉出现颈项或腰背疼痛时，第一反应是按揉疼痛部位，这就是一种最简单的按摩手法，这种潜意识的行为也折射出人们数万年的基因记忆，是推拿有效性的最佳证明。

　　既然人人都会揉捏按摩，为何还存在推拿这门学科呢？因为基因记忆是粗浅的，机体自我调节能力也很有限，简单地揉捏往往只能缓解疼痛，真正预防和治愈疾病还需依靠前人在实践中总结出的经验。除了推拿学科囊括的丰富的治疗方法之外，推拿手法要力求持久、有力、均匀、柔和，普通人未经系统训练很难做到精准推拿，故必要时寻求推拿医师等专业人士帮助方为上策。

下面介绍一些增强免疫力、驱散表邪的简单推拿手法。

1. 揉按太阳穴、膻中穴、迎香穴

（1）太阳穴：太阳穴位于两眉梢后凹陷处，左右各一。操作时两拇指或两中指指端分别在两侧太阳穴上揉动。按揉100~300 次，可以缓解头晕头痛。

（2）膻中穴：膻中穴位于两乳头连线与前正中线的交点处。按揉约 100 次，可以宽胸理气，止咳化痰。对于感冒后的胸中烦闷、恶心欲呕可以起到缓解作用。

（3）迎香穴：迎香穴在鼻翼外缘、鼻唇沟中，左右各一，按揉此穴可改善鼻通气，缓解鼻塞。

2. 开天门

"开天门"是指用两手拇指，自两眉头中心（印堂穴）起，向上直推至前发际正中。操作时两手拇指交替向上推 30~50次。可用于感冒发热、头痛及精神不佳者。

3. 摩腹法

"摩腹"是腹部按摩手法之一。仰面平躺在床上，用单手手掌或双手叠掌贴于腹部皮肤，施加一定垂直方向的力，以脐部为中心顺时针摩揉腹部。注意动作轻柔流畅，以舒适为宜，每次摩揉 3~5 分钟。此法对于胃肠型感冒引起的腹胀有一定疗效。

第三十九问

穴位贴敷如何防治感冒？

中药穴位贴敷疗法作为一种简便、安全、疗效较好的中医外治法，能提高机体免疫力，减少输液和吃药的次数，起到预防感冒的作用，备受青少年青睐。

穴位贴敷，通俗地讲就是直接将药物熬制成膏药、油膏，或将药物加赋形剂做成药饼，贴敷到穴位上，药物通过透皮吸收、经络传导等方式起效。儿童的皮肤比较薄嫩，对药物的敏感度和吸收度都较好，运用穴位贴敷预防和治疗感冒的效果更明显。

穴位贴敷有以下几个优点。

（1）作用直接：穴位贴敷疗法通过药物直接刺激穴位，并通过透皮吸收，使局部药物浓度明显高于其他部位，作用较为直接。

（2）用药安全：穴位贴敷疗法不像打针吃药，会影响老年人和小朋友脆弱的胃肠道，穴位贴敷不经胃肠给药，无损伤脾胃之弊，不会影响使用者的食欲和胃肠功能。

（3）疗效确切：穴位贴敷疗法集针灸和药物治疗之所长，所用药方的配伍组成多来自临床经验，经过了漫长岁月和历史的验证，疗效较好。

（4）无创无痛：穴位贴敷无创伤、无痛苦，对怕扎针者、不想吃药者、有不能服药之症者，尤为适宜。即使在临床应用时出现皮肤过敏或水疱，亦可及时中止治疗。

生活中，最常见的就是风寒和风热感冒两大类，下面介绍一下这两类感冒的穴位贴敷方法。

对于风寒感冒，我们可以选购发散风寒配方的药物，用姜汁调用，贴敷于肺俞穴和中脘穴。

（1）肺俞穴：在背部，当第3胸椎棘突下，旁开1.5寸。当我们低头时，脖子后面会出现一个突出的骨头，从此处向下数，数到第3脊椎骨，再往左或右两侧间隔2个手指宽度的位置，即是肺俞穴。肺俞穴左右各一，贴敷此穴有补益肺气、解表宣肺、清肺化痰、止咳平喘的作用。

（2）中脘穴：在上腹部，前正中线上，当脐中上4寸。我们取穴时先找到两侧肋骨合并的地方（即胸口下方的凹陷处），取肚脐与胸口下窝两点连线的中点，该中点就是中脘穴。贴敷中脘穴除能增强脾胃功能外，也能增强人体的免疫能力。对治疗感冒，尤其是胃肠型感冒有比较好的疗效。

对于风热感冒，我们可以选购疏风散热配方的敷贴，常贴于大椎穴和天突穴。

（1）大椎穴：大椎穴位于第7颈椎棘突下凹陷中。当我们低头时，脖子后面最突出的骨头下方即为大椎穴，它被誉为"人体的十字路口"，为人体承启阴阳之穴。贴敷此穴有清热解毒、通经活络、活血化瘀、扶正强身的效果，不仅能改善咳嗽、咳喘、流涕等症状，对缓解腹胀、便秘也有较好的疗效。

（2）天突穴：在颈部，当前正中线上，胸骨上窝中央。摸着我们的两根锁骨向中间靠拢，可摸到一个小窝，这就是天突穴。天，指头面；突，强行冲撞之意。天突穴名意指经脉气血在此吸收体内外传之热后突行上天，从而起到宣通肺气、清热解毒、消痰止咳的疗效。

对于穴位贴敷，不少人有下面两个疑问，在此稍作解答。

（1）是不是贴敷时间越长越好？

不少患者希望通过延长贴敷时间来增强药效，会有"贴敷时间越久越好""贴敷至皮肤发红、发烫、皮肤起疱疗效才好"等想法，这些确实能够增强疗效，但是考虑到治疗的连续性，如果第一次贴就起疱，便不利于后面几次继续在同一穴位进行贴敷。贴敷时间因人因药而异，成人一般不超过4小时，小儿皮肤稚嫩，一般不超过2小时。需要提醒的是，由于个人皮肤的差异，当感觉发烫或有明显疼痛感时，应尽快撕掉敷贴，避免出现水疱。一旦出现水疱，请注意局部卫生，及时消毒，保持干燥，必要时找医生处理，以免引起皮肤感染。

（2）贴敷后能洗澡吗？

放心去洗就好！不过需要注意的是，贴敷部位的皮肤不能用力搓揉，不能高温泡澡或汗蒸。因为贴敷药物之后局部的皮肤会暂时变得脆弱，这些刺激性的外界因素很可能造成局部皮肤破溃。

第四十问
●●●●●●●●●

药枕如何预防感冒?

　　人的生命中，有约 1/3 的时间都在睡眠中度过，正确使用一个枕头，对健康大有裨益。晋朝葛洪《肘后备急方》中记载：将大豆装入枕中做成豆枕，可用于失眠。与穴位熏蒸类似，药枕疗法重视药物"气"的作用，即药物之气通过皮毛孔窍，入于经络，入走脏腑，达于病所而发挥其治疗作用，故药枕作为一种外治法也可用于预防感冒。

　　正如香囊常用芳香辟秽浊的药物，药枕里的药材一般都是一些芳香之品。"头为诸阳之会"，即头为全身阳气汇集的场所，而头颈部为十二经与冲任督三脉相交之地，是脉络穴位密集之地。在睡眠状态下，头部的热量会传递至药枕上，使药物中的活性物质缓慢而持续地释放出来。在长期的作用下，药枕会刺激头颈部各个穴位，使全身气血运行更为通畅，从而改善精气神，调节免疫力。

　　家中备置药枕既可以买成品，也可以自己制作，只需选对填充的药物便可，填充药物既可是单味中药，也可是中药复方，下面列举数种。

（1）对于容易鼻塞、流清涕、四肢欠温、怕冷等患风寒感冒的人群，推荐使用艾叶、白芷枕。

制作方法：艾叶、白芷各 250 克，或单用艾叶 400 克，打碎成粗粉，制成枕芯，枕于头下。

（2）对于午后易困倦、易晕车等痰湿较重的人群，推荐使用石菖蒲、苍术、藿香枕。

制作方法：石菖蒲、苍术各 100 克，藿香 200 克，打碎成粗粉，制成枕芯，枕于头下。

（3）对于易咽喉肿痛、眼睛红肿流泪或有高血压的人群，推荐使用菊花、蚕沙、决明子枕。

制作方法：蚕沙、决明子各 100 克，菊花 200 克，打碎成粗粉，制成枕芯，枕于头下。

此外，我们需要注意：①应根据自身体质、证候的不同，选用不同的药枕配方；②为预防药枕发霉，应将其置于通风干燥处，使枕上的汗气发散；③孕妇、儿童及药物过敏的人群，应在医生指导下使用；④药枕的治疗效果有限，结合其他疗法防治感冒疗效更佳。

第四十一问

中药熏蒸如何预防感冒？

"中药熏蒸疗法"又叫"中药雾化透皮疗法"，是利用药物煎煮后所产生的蒸汽，通过熏蒸机体进行治疗的一种中医外治疗法，集中了中医药疗、热疗、气疗、中药离子渗透等多种疗法的功能，融热度、湿度、药物浓度于一体。

众所周知，相比热水，蒸汽中蕴含着更大量的潜热，一旦蒸汽碰到热物体就可以液化，这一过程将快速地放出潜热。而皮肤是人体最大的器官，面积大，毛孔多，除了防御功能，还具有分泌、吸收、渗透、排泄、感觉等多种功能。蒸汽携带中药离子穿过皮肤，将药物送达机体内部，能使针对病灶的力量更加集中。大量热能的释放还能促进局部毛孔开放、缓解局部肌肉受寒后挛缩的状态，改善局部血液循环，对缓解头痛、肌肉痛有极佳疗效。

那么我们常选用哪些中药熏蒸预防感冒呢？哪些人群适用呢？

　　第一类，适用于虚寒体质的患者，平素手足不温、形寒畏冷、容易感冒，以皮肤细嫩的女性人群居多。此类人群可选用辛温发散药为主的熏蒸处方，比如麻黄汤、桂枝汤，甚至艾叶、干姜、花椒之类都可用作熏蒸处方，也可以加入白酒、白醋一起熏蒸，以助药力。

　　第二类，适用于易劳损或本身存在慢性病的人群。如常感周身疼痛不适的类风湿性关节炎患者，此类患者遇天气变化时会感觉疼痛加重，甚至出现发热、怕冷、鼻塞流涕等外感症状，此时，可以使用九味羌活汤合独活寄生汤加减进行熏蒸。而劳损人群，如腰背怕冷、酸胀不适，甚至时感肌肉刺痛者，则可以选用身痛逐瘀汤、活络效灵丹等活血通络之品再联合解肌发表的中药治疗。

　　此外，中药熏蒸疗法也需注意以下几点：

　　（1）中药熏蒸作为理疗方式，需要借助仪器，医院和养生馆多见，目前熏蒸仪器价格较为昂贵，故此法不推荐家中操作，可重点了解并选择适用于自己的中药。

　　（2）中药熏蒸本身存在大量水汽依附于肌表，易加重湿气，若体质属于痰湿水饮较盛的人群，如平日周身困重，舌苔黏腻，或时感恶心欲呕的人群，建议在医生指导下选用。

　　（3）与蒸桑拿类似，治疗前应适当饮用淡盐水，在全身熏蒸过程中，如感到头晕不适，应停止熏蒸，卧床休息。

　　（4）冬季熏蒸，应注意保暖；夏季熏蒸需避风，熏蒸后拭干身体，避免汗出当风，引起感冒。

第四十二问

● ● ● ● ● ● ● ● ● ●

流感高发期如何做好个人防护？

流行性感冒，简称"流感"。冬春季是流感的高发期，主要是因为冬春季气温比较低且变化较大，适合流感病毒的生长、存活。此外，气温低的情况下，人体的免疫力下降，也会增加感染流感病毒的概率。

流感和普通感冒有什么不同？

相对于普通感冒而言，流感引起的症状及并发症远远比普通感冒严重。流感除了有普通感冒的鼻塞、流涕、打喷嚏症状以外，还常常伴有畏寒、高热、出汗、咽痛、全身酸痛、疲倦乏力、食欲减退等症状，严重者还会引起流感病毒性肺炎、心肌炎、脑炎等严重并发症。除此之外，流感具有传染性强、发病率高的特点，因此，在流感高发期做好个人防护就十分重要了。

我们该如何在流感高发期做好个人防护呢?

（1）及时接种流感疫苗：接种流感疫苗是预防流感最有效的方法之一。在每年的流感季节前 1~2 个月注射流感疫苗效果最佳，尤其是孕妇、老年人、慢性病患者、低龄儿童等高风险人群，在身体状况允许的情况下应及时接种流感疫苗。

（2）减少接触传染机会：流感病毒主要通过接触和飞沫传播，所以在流感高发期我们要避免去人多的地方，减少与流感患者接触。如要外出，尽量做到佩戴口罩、勤洗手。此外，还应保持居所清洁通风，在空气状况良好的情况下，每天至少通风 1 次，每次不少于 30 分钟。

（3）提高自身免疫力：中医常说"正气存内，邪不可干"，这里所说的"正气"就是我们常说的自身免疫力。免疫力强的人，患流感的可能性也会小很多。我们可以从以下几方面提高免疫力：①日常积极进行体育锻炼，如散步、慢跑、跳绳、太极拳、有氧操等，可以有效激发阳气，每天锻炼 30 分钟以上，微汗出为宜；②保证充足的睡眠可以帮助我们缓解疲劳，在睡觉的时候所产生的睡眠因子具有提高身体免疫力的功能；③保持良好的心情也可以有效地降低患流感的概率。

（4）合理饮食、保证营养：日常饮食是人体营养的主要来源，挑食会导致营养不均衡，抵抗力降低，给病毒可乘之机。所以我们要均匀地摄入蛋白质、脂肪、糖类、矿物质、维生素等各种人体必需的营养物质。说到补充维生素，大多数人就会想到服用维生素 C 补充剂来预防流感，其实，一般情况下，大多数人可以从日常膳食中获得足够的维生素 C，不必额外服用维生素 C 补充剂。

第四十三问

● ● ● ● ● ● ● ● ● ●

老年人如何预防感冒?

感冒一般病情较轻,病程也短,如果没有并发症,一般5~7天可以痊愈,所以大家对于普通感冒都不是很重视。但是,值得注意的是,对于老年人来说,一场小小的感冒也是可能致命的。

老年人感冒有什么特点?

(1)症状不典型:老年人在感冒初期时,上呼吸道症状较轻,很少出现典型的咽喉疼痛、鼻塞、流鼻涕,仅有轻度头痛、乏力等症状,临床往往不易诊断。

(2)病因不明显:不同于普通感冒患者,老年人感冒往往没有明显受风着凉等病因。

(3)并发症多:老年人由于自身免疫力低下,容易因感染而产生各种并发症,最常见的是肺炎、支气管炎等,严重者可诱发心力衰竭或呼吸衰竭而危及生命。

（4）易出现神经精神相关症状：老年人对发热的耐受力比较低，容易出现情感淡漠、嗜睡、幻觉等精神异常。

（5）治疗见效慢：老年感冒患者由于自身免疫力差，对于各种病原体的抵抗力较弱，往往病程较长，多需 2~3 周才能逐渐恢复。

老年人应该如何正确地预防感冒呢？

（1）生活方式改变

1）注意防寒保暖：不同于年轻人，老年人抵抗力差，对于气候变化更为敏感，所以平日要多注意天气的变化，及时增添衣物，避免因受寒而引发感冒。中医学认为头是"诸阳之会"，因此除了及时增添衣物，帽子也是必不可少的。

2）日常积极锻炼：不同于年轻人的锻炼，老年人的锻炼方式应当更为和缓，像太极、八段锦、五禽戏这些运动更为合适；不宜出汗过多，以微出汗为宜；冬季锻炼不宜去室外，应在室内进行，如需室外运动，也不宜过早，应待气温升高后再外出。

3）补充足够的优质蛋白质：相对于成年人而言，老年人更需要补充蛋白质，平时可以多进食鸡蛋、牛奶、鱼、虾、瘦肉、大豆制品等富含优质蛋白的食物。另外老年人该如何科学地补充蛋白质呢？答案是少食多餐。老年人由于消化吸收功能减退，如果一次进食较多，不利于消化吸收。

（2）中医保健小妙招

1）玉屏风：

适用人群：平素怕冷易感冒者，容易出汗者。

配方：黄芪 12 克，白术 12 克，防风 6 克。

用法：将上述材料用水冲泡 10 分钟后代茶服用，可反复冲泡，直至无药味。

2）鼻部按摩：右手拇指和食指捏住鼻梁，上下按摩 50~60 次，下至鼻根两侧。用力适度、缓慢，不宜过重过急，早晚各 1 次。

3）耳郭按摩：拇指和食指合力由上而下按揉耳郭，共 5~6 次，最后拉耳垂 3 下，每天 2~3 次。

第四十四问

● ● ● ● ● ● ● ●

儿童如何预防感冒？

儿童为什么更容易感冒？

每个孩子都是父母的心头肉，当家里有一个孩子生病了，整个家庭都跟着提心吊胆。中医学认为儿童"脏腑娇嫩，形气未充"，由于小儿脏腑的形态发育和生理功能不成熟、不完善，其抵御外邪的能力弱，更容易受到风、寒、暑、湿、燥、火（热）等外邪的侵袭，比成人更容易感冒。

儿童感冒与成人感冒有哪些不同？

儿童感冒不同于成人感冒，由于儿童的抵抗力较差，发病后病情发展较为迅速，在感冒后，短时间内就可能出现胸闷气促等症状。除此之外，儿童感冒症状表现要比成人严重，如不及时控制，可能会发展为支气管肺炎。成人感冒后，有些人不吃药，多喝水，多休息，5~7 天也是可以痊愈的；但儿童的免疫系统尚不完善，若仅靠饮水、休息，往往不能解决问题。

如何预防儿童感冒？

感冒是儿童最常见的疾病之一，我们不得不重视，那么该如何预防孩子感冒呢？大部分儿童感冒防护方法基本同流感防护，但是要格外注意儿童在穿衣、饮食、睡眠方面的防护。

（1）生活方式改变

1）穿衣适度：天气变凉，为了防止孩子受凉感冒，不少家长会有"给孩子多穿点，免得感冒"的想法。但真的是穿得越多越好吗？当然不是，因为儿童一般较为活泼好动，一动起来就会产热，穿多更易出汗，从而导致感冒。所以，一般认为孩子穿衣的多少应以小孩的"背暖"为度。此外，我们还需要根据室内外温度的变化及时地给孩子增减衣物。

2）合理饮食：首先，应该避免积食。积食后易导致体内积热，促使皮肤汗孔打开，更容易感受风寒；此外，孩子频繁积食，会耗伤脾胃功能，导致机体抵抗力下降，不足以抵抗外邪的入侵，就容易反复感冒。其次，要注意营养均衡。在保证一日三餐正常进食的情况下，饮食应以蔬菜为主，适量添加肉食，少吃油腻、不好消化的食物。

3）充足睡眠：充足的睡眠有助于健脾强胃、强筋壮骨、调和阴阳。儿童不同年龄阶段的睡眠时间分别为：① 0~3月龄的新生儿：14~17 小时；② 4~11 月龄的婴儿：12~15 小时；③ 1~2 岁的幼儿：11~14 小时；④ 3~5 岁的学龄前儿童：10~13 小时；⑤ 6~13 岁的学龄儿童：9~11 小时。其中 0~1 岁婴儿，推荐晚上 7 时之前入睡；1~3 岁幼儿，推荐晚上 7 时 30 分之前入睡；3~5 岁儿童，推荐晚上 8 时之前入睡；6岁以上儿童，推荐晚上9时之前入睡。此外，中医有"胃不和则卧不安"之说，因此还需注意睡觉前2小时不要进食。

（2）中医保健小妙招

1）捏脊：两手捏起脊柱两旁的皮肤，自尾骶部边提捏边推进，向上直到颈背部，每捏3下将肌肉上提1下；每次一般5~10遍，每天或隔天1次。建议手法轻柔，体质比较弱的宝宝，不宜次数太多，以免耗气伤津。

2）摩腹：将手搓热后，一手手掌或者是食指、中指、无名指、小指并拢后，将手掌或四指放在儿童腹部，以肚脐为中心按摩腹部。积食者，可按顺时针方向按摩5~10分钟；体质虚弱者，按逆时针方向按摩5~10分钟。给儿童摩腹时速度宜慢，动作要沉稳，约2秒钟一圈。

第四十五问

● ● ● ● ● ● ● ● ● ●

孕妇如何预防感冒?

为什么孕妇更应该注意预防感冒?

孕妇的免疫力相对于其他人群较低,容易遭受外邪侵袭,是感冒的高发人群,且感冒后不能随意用药,并且妊娠期间感冒可能会对胎儿发育造成影响,严重者可能导致胎儿畸形。因此孕妇在妊娠期间,尤其是头 3 个月即胎儿形成期,特别要注意预防感冒。

孕妇如何预防感冒呢?

除了戴口罩、勤洗手、勤通风等基础防护措施,我们还可以从以下几点入手。

(1)保持良好心态。很多孕妇在妊娠期间,由于体内激素水平不稳定以及妊娠呕吐,容易精神紧张、情志抑郁。长期心情低落会造成机体内分泌失调、免疫力下降、精神状态欠佳等。

（2）注重微量元素的补充。孕妇在妊娠期间很容易缺少微量元素，缺乏微量元素不仅会对自身健康有影响，也会影响胎儿正常的生长发育，所以我们要注重微量元素的补充。为了预防感冒，可以适量多吃富含锌的食物，如牡蛎、螃蟹、龙虾、扇贝、带鱼、海带等海产品，其中以牡蛎含锌量最高（注意选择合格的无污染的海产品）；又如羊肉、牛肉、猪肉、鱼肉等肉类；再如，动物肝脏等。相较于蔬菜、水果，它们更易被胃肠道消化、吸收。

（3）盐水漱口。每天早起洗漱后，在温开水中放入适量食用盐漱口，漱口后再饮用半杯温开水，能够有效清除口腔病菌，预防感冒。

（4）少吃食盐。很多孕妇表示在妊娠期间口味变重了，但是妊娠期间应该清淡饮食。研究表明，每天食用盐量控制在5克（普通啤酒盖平铺一盖）以内最佳，少吃食盐可以提高唾液中溶霉菌的含量，促使免疫球蛋白A及干扰素分泌以对抗感冒病毒。

（5）喝鸡汤。有研究表明，鸡肉中的半胱氨酸在炖制时会充分溶解，这种物质可以抑制呼吸道感染，还可以稀释感冒时肺泡和气管中产生的黏痰，并能清除体内代谢产生的有害自由基，对于预防感冒有一定效果。

（6）揉搓迎香穴。先用手掌沿鼻部反复搓揉50次，再用两手食指按住鼻翼两侧的迎香穴，并且按照顺时针或逆时针的方向揉搓，以皮肤温热、有酸胀感并向额面放射为度。迎香穴常用于感冒鼻塞的治疗，为治风之穴，经常按摩可以预防感冒。

（7）按摩两耳：中医学认为耳朵上相应的部位对应人体各个器官的反射区，临床上通过按摩耳朵上的不同反射区，可以预防和治疗相关器官的疾病。那么我们怎么通过按摩两耳来预防感冒呢？我们可以先把两只手搓热，然后食指屈放耳垂处，用食指、拇指提拉耳垂，手法由轻到重，牵拉的力量以不感疼痛为限，每次 3~5 分钟。

如果不慎感冒如何处理？

如果不慎感冒，也不必太担心。如果是普通感冒，没有发热、头痛等不适，只有轻微鼻塞流涕，是可以不用药的，通过多饮热水，多休息几天，感冒可以自行痊愈。但是如果发热，体温超过 38.5 ℃，这时候就不要硬扛，应及时去医院就诊，在医生的指导下用药。

第四十六问

如何预防经期感冒？

相信很多女性朋友都经历过经期感冒，本来经期就身体不适，再加上感冒，那就是雪上加霜。

为什么经期更容易感冒？

中医学认为女性经期时经血下行，全身气血相对不足，正气虚弱，卫表不固，易受外邪侵袭。西医的解释是，女性在月经期间，体内的激素水平会发生变化，免疫力较为低下，所以经期容易感冒。

我们该如何预防经期感冒？

（1）调情志：女性经期由于体内激素水平的变化，可能会变得暴躁或者抑郁。而当人长期受低落情绪或者其他负面情绪刺激时，其气血的运行会受到影响，气血运行不畅会导致脏腑虚弱，正气不足，那么就会更容易感冒。因此，我们要注意调节好自己的情志，保持心情舒畅。

（2）勤锻炼：俗话说"动则生阳"。适量的体育锻炼可以促进气血运行，激发阳气，增强抵抗力。但是值得注意的是，经期时人会比较虚弱，不可以做剧烈运动，可以做散步、慢跑、有氧操、太极拳等比较和缓的运动，且运动的时间不可以过长，30分钟左右即可。

（3）调饮食：由于经期时经血的流失，女性容易气血不足，比平时更虚弱。因此像一些生冷寒凉、油腻油炸、辛辣刺激的食物女性应尽量不吃，日常可以多吃一些补气血的食物，比如红枣、红糖、桂圆、枸杞子等。另外，还可以在经期前吃一些补气血的药膳。下面推荐3个简单易操作的补气血药膳方。

1）当归红枣炖鸡蛋

适用人群：平素气血虚弱者，或术后身体虚弱、抵抗力较差、精神不佳、神疲乏力、食欲下降者。

配方：当归30克，白芍12克，红枣10克，鸡蛋1个，红糖适量。

用法：材料准备好后，红枣洗净去核，把材料都放到瓦煲内用大火烧沸，然后用小火煮，等鸡蛋熟了，捞出剥壳后再煮10分钟左右即可。

2）桂圆姜枣瘦肉汤

适用人群：气血虚弱、脾胃功能低下、记忆力差、易失眠、易疲倦者。

配方：桂圆肉10克，生姜3片，红枣15个，猪瘦肉300克，食盐适量。

用法：将桂圆肉、红枣洗净，红枣去核；将猪瘦肉洗净，切块，一起放进瓦煲内，加入清水 2500 毫升（约 10 碗量），大火煲沸后，改为小火煲约 2 小时，加入适量食盐便可。

3）当归炖猪蹄

适用人群：体质虚弱、脾胃虚弱者，尤其适合产后气血亏虚、乳汁不通、疲倦乏力、皮肤干燥者。

配方：猪蹄 2 只，当归 50 克，葱、姜、料酒、花椒、盐等适量。

用法：将猪蹄洗净，切成大块，在开水中煮 2 分钟，去其腥味后再捞出。然后再在锅内加水烧开放入猪蹄，加入当归及姜、料酒等调料，用大火烧开后，改用小火煮至猪蹄熟烂后方可食用。

（4）常按摩：俗话说"常揉足三里，胜吃老母鸡"，足三里是一个常用的保健穴，位于犊鼻下 3 寸，距胫骨前缘旁开 1 横指；具有调理脾胃、补益气血、强身健体的功效。此外，关元穴也是一个常用的保健穴位，位于前正中线上，脐下 3 寸；具有培补元气、温阳固脱的功效。每天用大拇指或中指按压足三里穴、关元穴，每穴按压 5~10 分钟，每分钟按压 15~20 次，以每次按压时有酸胀、发热的感觉为佳。

第四十七问

有基础疾病的患者如何预防感冒？

什么是基础疾病？

基础疾病是一个比较宽泛的概念，主要包括基础代谢障碍类疾病、免疫功能低下类疾病以及重大的慢性消耗性疾病等。基础代谢障碍类疾病是指糖尿病、甲状腺功能异常、高脂血症、高血压、尿毒症、肝衰竭等由体内各种物质代谢异常引起的疾病；免疫功能低下类疾病是指感冒、支气管炎、慢性胃炎、艾滋病等由于免疫功能降低，细菌、病毒入侵所致的疾病；重大的慢性消耗性疾病包括结核病以及肿瘤等会长期消耗体内营养的疾病。此外，身体本身患有的疾病，但又引发了其他继发疾病，原疾病也可称为基础疾病，比如心脏病、宫颈炎、脑卒中等。

基础疾病有什么特点？

基础疾病具有两个特点：一是比较容易复发；二是长期存

在，稍有诱因可能就会复发。

基础疾病患者如何预防感冒？

（1）控制好原有基础疾病：中医学认为人是一个整体，脏腑之间是会互相影响的。比如，血糖控制不太好的糖尿病患者，会比普通人更容易感冒。如果血糖控制良好，身体指标正常，抵抗力就会明显增强，患感冒的概率就会下降，所以控制好原有基础疾病对预防感冒至关重要。

（2）合理饮食：结核、肿瘤等慢性消耗性疾病患者，需要多补充营养，可以根据具体情况适量补充鱼、肉、蛋、奶等食物。此外，可以多吃些富含维生素 C 的果蔬。对于糖尿病、高脂血症类人群，建议低糖低脂、清淡饮食，保证膳食多样化、定时定量，合理控制总热量。

（3）保持良好心情：由于基础疾病一般都是长期存在且容易复发，患者很容易焦虑、抑郁。中医学认为"喜则气和志达，营卫通利"，由此可见保持良好心情的重要性。

（4）注意防寒保暖：很多基础疾病患者由于原有疾病的消耗，身体素质较差，很容易因为受寒而感冒，所以我们不仅要内调，还要外防，注重防寒保暖，尤其要保护好三个重点部位：头部、背部和腿部。

（5）适当体育锻炼：比如糖尿病患者一定要运动，因为运动具有辅助降低血糖的作用。为了使自身血糖控制得更加稳定，糖尿病患者应该选择一个相对固定的时间段进行运动，一般建议在餐后 0.5~1 小时内运动，每周不少于 5 次。此外，糖尿病患者应选择中等强度运动，高强度或剧烈运动可使体内胰岛素拮抗激素分泌增多，胰岛素抵抗加重，不仅不利于降糖，反而会升高血糖。

第四章

调摄养生法阴阳，扶正祛邪健身体

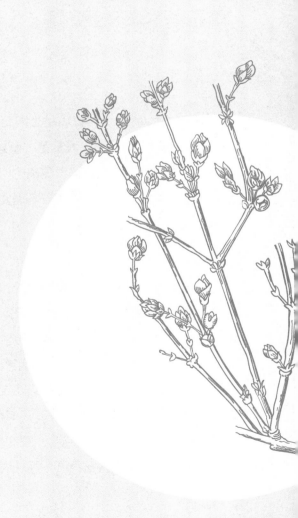

第四十八问

感冒后需要自我隔离吗？

对于医生而言，"感冒后是否需要隔离"是一个经常会被患者或家属问到的问题，尤其是"萌娃家庭"，这个问题对父母来说尤为重要。在是否需要隔离的问题上，我们应首先区分是何种感冒再行判断，普通感冒不需要进行隔离，时行感冒需进行个人隔离。

辨别感冒有方法！

普通感冒和时行感冒有相似之处，两者在发病时都可出现鼻塞、流涕、喷嚏、咳嗽、头痛、恶寒等症状，二者似乎没有太多区别，然而只要了解了这两种感冒的不同特点，就能进行鉴别。普通感冒在冬、春季节交替和气温变化时多发，由于感受风邪而发病，表现为卫表及鼻咽部症状，如恶风或恶寒、发热、鼻塞、流涕、咳嗽、喷嚏等，病程不超过 1 周，传染性较小。时行感冒具有"季节性、发病急骤、传染力强"的特点，病情一般较普通感冒严重，可以进一步发展或者合并其他疾病。其发病原因为感受四时不正之气，与气温变化大、寒热失常、人体的正气强弱关系密切。如冬天不寒反热，邪气与反季节的时气相挟，在正气不足时侵袭人体，表现为恶寒、发热、咽痛、乏力、头痛、肌肉酸痛等明显的全身症状。时行感冒一般分为四期病程：潜伏期、前驱期、发热期、恢复期，完全恢复需要1~2周时间，多发生在人群聚集的地方，具有较强的传染性。总而言之，从发病季节、起病快慢、是否有传染性等方面进行对比，自可鉴别普通感冒和时行感冒。

切断传播途径！

据《中国疫病史鉴》记载，公元2年，各郡国突然出现大旱、蝗灾和疫病。青州灾情尤甚，百姓衣食无着，四处流亡，史称西汉青周大疫，这是中国历史上有史书记载的第一次大范围传染病。汉平帝刘衎诏曰："民疾疫者，舍空邸第，为置医药。"西汉采取腾空住宅地方的办法，使染疫患者进行集中医治，从一定程度上切断了传播途径。这表明，医疗并不发达的古代已经认识到隔离患者是相当有效的预防措施。在现代，我们已经认识到，控制传染源、切断传播途径和保护易感人群是防止传染病传播的三大关键举措。其中，切断传播途径是重中之重，在实际生活中，隔离措施是阻断传染病传播最行之有效的方法。

隔离期间该怎样进行防护及隔离？

随着现代医学对时行感冒的了解不断深入，在日常生活中保持1米以上的接触距离、规范佩戴外科口罩、不随地吐痰、咳嗽喷嚏时捂住口鼻、使用七步洗手法洗手、勤晒衣被、消毒生活用物、不共用个人用品等方式已经成为民众普遍采取的有效的自我防护措施。若已确诊时行感冒，除了采取上述基础措施外，患者还需要进行单独的空间隔离，保持隔离房间的空气流通，与家人的起居、饮食均应分开，其所使用过的物品、用具也都需进行彻底的消毒，生活垃圾应消毒后再丢弃，患者应避免外出接触他人。待病毒抗原检测转阴后，隔离可随之解除。

居家隔离期间，在做好隔离防护措施的基础上，应早睡早起，保持充足、良好的睡眠；规律作息，避免感冒。饮食清淡，切勿暴饮暴食。居家适度运动，以轻柔舒缓为主，可选择传统养生保健方法如八段锦、太极拳等，避免久坐久卧。

隔离解除后如何进行消毒呢？

消毒是贯穿隔离始终的重要环节。室内空气消毒首选开窗通风换气，保持室内空气新鲜；也可采用化学消毒剂进行喷洒，需要注意的是，切不可将酒精喷洒于空中，以免引发火灾；可选用紫外线灯消毒，注意分区域使用；安装室内空气消毒机或臭氧机消毒。患病期间使用过的衣物、毛巾、床上用品等个人用品建议使用化学消毒液进行清洗，也可使用 60 ℃~90 ℃的热水煮洗。太阳暴晒也是一种经济可行的消毒方法。对于患者所接触过的物品，消毒建议使用化学消毒液进行擦拭、喷洒或浸泡，也可以使用高温热水蒸煮消毒。若是纸质物品或贵重物品，不便采取以上消毒措施，可以将其静置，待病毒自然降解即可。

如何选择消毒产品？

在选择消毒产品前需要区分空气消毒产品和物品表面消毒产品。常用的家庭消毒产品可分为含氯类 [次氯酸盐、次氯酸钙（漂白粉）等]、酚类（煤酚皂、复合酚等）、醇类（酒精等）、季铵盐类 [苯扎溴铵（新洁尔灭）等]、过氧化物类 [过氧化氢溶液（双氧水）、臭氧等]，一般建议选择 1~2 种进行消毒即可，同时应避免大面积喷洒酒精，以免出现异物吸入性呼吸道危险事件。有娃家庭和养宠家庭建议选用温和的含氯消毒剂，减少使用化学类消毒剂，以此降低对人体的刺激。所以，充分的通风、充足的阳光照射、高温蒸煮仍是最安全有效的消毒方式。

第四十九问

● ● ● ● ● ● ● ● ●

感冒发热要捂汗吗？

相信不少朋友都有过这样的经历：遇到感冒、发热的情况，家里的长辈第一反应就是"多盖几床被子，捂一捂，出汗了就好了"。但这种方法真的管用吗？感冒发热了是不是真的"捂一捂"就好了呢？

感冒发热捂汗要视情况而定

（1）风寒感冒可适当捂汗：在风寒感冒初期，出现恶寒重、发热轻、无汗、鼻塞、流清鼻涕等症状，可适当添衣增被、近火取暖以缓解身体怕冷不适的症状。也可选用葱白、生姜煮水，加入红糖趁热服下，再用热水泡脚，适当盖上被子捂一捂，以人体自觉不怕冷、微微出汗即可。

（2）风热感冒、暑湿感冒不可捂汗：风热感冒和暑湿感冒都以发热重、恶寒轻或不恶寒为主要症状，治疗时应以散热为主，不可捂汗，捂汗会使人体的体温再次升高，加速体内水分的流失，加剧身体的损伤。

风热感冒应以解表清热为主，可服用板蓝根颗粒或绿豆汤。若体温超过 39 ℃可给予物理降温，用毛巾蘸温水擦拭颈部、腋窝、腘窝、肘关节等处。

暑湿感冒常伴有鼻塞、流脓鼻涕、恶心、食欲不振等症状，治疗时应以清热祛暑、燥湿健脾为主，可服用藿香正气水或藿香正气滴丸，亦可服用清络饮（清络饮的配方：西瓜翠衣6克，扁豆花6克，金银花6克，丝瓜皮6克，荷叶6克，淡竹叶6克。用法：将以上原料放入锅中，加入适量清水，大火烧开后转小火煮 15 分钟即可）。

（3）宝宝发热绝对不可捂汗：由于婴幼儿的汗腺和血液循环系统发育并不完全，身体的散热能力远远低于成年人，盲目地捂汗会使宝宝有"捂热综合征"的危险。若宝宝出现发热现象，可选用口服退热药布洛芬和对乙酰氨基酚。对乙酰氨基酚适用于 3 月龄以上的儿童和成人，布洛芬适用于 6 月龄以上的儿童和成人。

中医外治法退热有奇效

（1）针刺放血疗法：常规消毒大椎穴与点刺针，用拇指和食指将大椎穴处的皮肤提起，之后迅速地在皮肤上刺三四次，同时用手挤出四五滴血即可。亦可选用耳尖放血疗法，用点刺针刺破耳尖皮肤，挤出四五滴血即可，每天 1 次。

（2）小儿推拿退热法：左手握住孩子的右手腕，右手食指和中指的指腹沿着孩子的前臂内侧正中，自腕横纹推至肘横纹，连推 10~15 次。

这些情况应及时就医

（1）3月龄以下的婴儿发热。

（2）高热，体温超过41 ℃。

（3）发热时间超过3天，常规用药后热度依然不退者。

（4）出现意识丧失、面色发绀、口吐泡沫、牙关紧闭、四肢抽搐等高热惊厥的症状。

（5）出现精神萎靡、异常嗜睡、气促、鼻煽等症状。

第五十问

●●●●●●●●●

感冒发热时可以吹冷风降温吗？

发热是感冒的常见症状之一，而吹冷风的时候人的体温会逐渐下降，有退热的效果。许多人不禁要问：感冒发热时，可以吹冷风降温吗？通常，医生不建议在发热时采用吹冷风的方法进行降温。

感冒发热时，吹冷风易导致病情加重

《灵枢·百病始生》有言"风雨寒热，不得虚，邪不能独伤人"。意思是，感冒时，人体正气不足以抵抗邪气，导致外界病邪由表传里，从而出现感冒发热的症状。此时盲目地吹冷风，短时间内体温虽然降下来了，但是这种"头痛医头，脚痛医脚"的做法，反而掩盖了症状，不利于我们找到病因，从而耽误了病情的治疗。

感冒发热时，在家就能退热的中医小妙招

感冒发热比较严重（＞38.5 ℃）时，人有很强的不适感，

我们此时需要在医生的指导下用药，并用一些行之有效的方法退热。推荐以下 3 个方法供读者参考。

（1）大椎穴刮痧法：大椎穴是既治风寒感冒又治风热感冒的退热穴，被称为"阳中之阳"。给大椎穴适当的刺激，可以振奋阳气，祛邪防病。取穴：大椎穴在第七颈椎棘突下，当低头时最突出的骨性标志为第七颈椎，其下方凹陷处即为大椎穴。手法：在大椎穴上均匀地涂上刮痧油或者橄榄油，手握刮痧板，在大椎穴的部位，由上而下重复地刮至出痧为宜。

（2）二扇门穴位按摩法：穴位按摩可以起到退热效果，当药物退热效果不佳时，配合二扇门穴位按摩，可辅助退热。该方法适用于外感风寒证，即有发热怕冷、无汗、头痛、流清涕、全身关节酸痛等症状的患者。取穴：二扇门穴位于手背部中指掌指关节两侧凹陷处。手法：可以用食指和拇指同时用力按压二扇门穴，以感觉到酸痛为准。每次按 100 下，每天3 次。

（3）中药擦浴法：中药擦浴可以通过药物作用于肌表，药效经皮肤吸收，循行经络血脉，有良好的临床疗效。下面给读者介绍两款中药擦浴方。外感风寒证，有发热怕冷、无汗、头痛、流清涕、全身关节酸痛、舌苔薄白的症状，可取生姜皮、荆芥、羌活、防风各 10~20 克，加水 250 毫升，煎煮20 分钟，待药水放温后擦浴。外感风热证，有发热恶风或微怕冷、头痛、鼻塞、流黄涕、口干渴、咽喉红肿、舌红、苔较黄等症状，可取忍冬藤、薄荷、柴胡、黄芩各 10~20 克，加水 250 毫升，煎煮 20 分钟，待药水放温后擦浴。降温或擦浴部位可选在身体大动脉流过处，选择此处擦浴，散热效果会更好。常见大动脉位置有颈部两侧、大腿腹股沟处、太阳穴、腋下等。

第五十一问

· · · · · · · · · ·

感冒后可以洗头、洗澡吗？

经过药物退热和物理降温后，大多数人都会在出一场大汗后退热，此时身上会黏糊糊的，感觉很不舒服，于是晕晕乎乎地洗澡、洗头，之后感冒症状却加重了。由此，很多人产生了疑问：感冒后可以洗澡洗头吗？实际上，感冒后是可以洗头、洗澡的。

感冒后洗头、洗澡引起不适的原因

《温疫论》提到："疫邪已退，脉证俱平，但元气未复，或因梳洗沐浴，或因多言妄动，遂至发热，前证复起，谓之劳复。瘥后劳力，劳神皆易复病。"这段话的意思是症状好转了，但是精神元气没有完全恢复，此时洗澡、泡澡可能让疾病复发。同时，劳力、劳神对疾病的恢复也是不利的。由此看来，古人不赞同在感冒恢复期洗头、洗澡，而大家的经历似乎也证实了古人的观点。这个时候病没有好透，洗澡、洗头容易劳累，还容易着凉，引起再次发热、鼻塞，病程无疑会延长。

感冒后洗头、洗澡有讲究

古时，受居住条件的限制，保温措施不佳，而今时不同往日，只要在体力和精力允许的情况下，有一个温暖的洗浴空间，感冒后是可以洗头、洗澡的。

有时身体不仅出现感冒症状，还会出现高热、大汗、大渴等症状，此时邪热灼伤津液，汗出津伤，若盲目洗头、洗澡，会进一步导致身体的津液丢失，这种情况不建议洗头、洗澡。

等到体温下降到 38.5 ℃以下或发热症状消退后，身体状态和体力尚可时，此时可以洗头洗澡。但要注意以下几点：①避免再次受凉，注意保暖。洗澡时，水温不可过低，同时可以把地暖或者浴霸打开，控制好室内温度。洗澡结束后，及时穿好衣物。②洗头、洗澡时间不要过长，避免出现体力不支或者缺氧的情况，一般建议 15~20 分钟洗完。③及时补充水分。洗澡后会有大量汗液蒸发，皮肤组织的水分容易流失，也会导致口渴，这时适当地喝些温开水，能够起到较好的补水作用。

不同类型感冒的中药药浴治疗

中药药浴具有祛风寒、除湿热、散内毒的作用，我们可以在轻松泡澡的过程中预防感冒。素体阳虚或者有风寒感冒症状的患者，即有发热怕冷、无汗、头痛、流清涕、全身关节酸痛等症状的患者，可以取紫苏叶、桑叶、荆芥各 30 克进行药浴。素体阴虚或者有风热感冒症状的患者，即有发热、微恶风寒、头痛咽痛、咳嗽咳痰、痰少色黄质黏、口干渴等症状的患者，可以取青蒿、香薷、藿香各 30 克进行药浴。在流行性感冒流行的时节，可以取菖蒲、苍术、艾叶各 30 克进行药浴，可以起到良好的祛湿除疫的作用。以上药浴制作时，将所选药物放入锅中，加清水适量，浸泡 20 分钟，然后再煮 30 分钟，将药液倒进盆内，待温度适度时即可洗浴。

第五十二问

感冒后可以喝冷饮吗？

　　一个"医生建议感冒引起咽痛时可以吃冰棒缓解"的话题曾引起广泛的讨论，其实它的作用机制就是给咽部降温，收缩血管，以缓解咽部的红肿与疼痛，原理跟冰敷类似。但是仅凭这样一句话就能说所有感冒的人都可以喝冷饮吗？答案是否定的。对个体来说，每个人的年龄、身体素质、发病情况都不一样，并不能一概而论。

　　人是一个整体，喝冷饮虽然可以缓解机体局部的不适，但是对机体整体的影响也是存在的，主要体现在以下几个方面：①喝冷饮可能会刺激肠胃，引起腹痛、腹泻等不适，对老人、小孩、肠胃虚弱者尤为不利；②冷饮喝多了也会刺激咽喉和支气管，引起咳嗽、支气管炎等不适；③大量喝冷饮会导致排汗毛孔关闭，身体散热困难，余热积聚，反而不利于退热。所以错误地喝冷饮不仅不能缓解症状，反而可能会阻碍病情的痊愈。

对大部分人群来说，其实是不建议感冒的时候喝冷饮的。如果您平素身体素质好，感冒的主要表现是发热重、恶寒轻、头痛、口渴、鼻塞、流黄涕、咽痛或红肿，可以适量喝冷饮，但要注意慢慢分次喝。除此之外均不建议感冒时喝冷饮。

感冒的时候，我们可以选择的水分来源有很多，白开水最简单方便，是不错的选择，或食用清淡的菜汤和新鲜的果汁，大量出汗时也可补充淡盐水、糖盐水等。还可以用一些在生活中常见中药煮水喝，建议酌情食用，下面便提供几种饮品供选择。

（1）姜糖苏叶饮：生姜 6 克切丝，紫苏叶 3 克碾碎，红糖适量，沸水冲泡，温浸片刻，趁热频频饮用。该饮品有行气解表、温中降逆、除胀止泻之功效，适用于风寒感冒者。

（2）银花薄荷饮：金银花 30 克，薄荷 10 克，鲜芦根 60克。先将金银花、芦根加水 500 毫升，煮沸 15 分钟，再下薄荷煮沸 3 分钟取汁，加适量白糖，每天 1 剂，分 3 次温服。该饮品对发热较重的风热感冒效果显著。

（3）荷叶菊花薏米汤：荷叶 15 克，菊花 15 克，薏苡仁30 克，加水煮汤，去渣饮用，可祛湿解暑。

（4）黄芪姜枣茶：黄芪 15 克切薄片，大枣 15 克，生姜3 片，放入保温瓶中，沸水泡焖 15 分钟，可助益气补虚、解表散寒。该饮品适用于平素体虚、气虚感冒者。

（5）玉竹豆豉饮：玉竹 12 克，淡豆豉 9 克，白糖适量，水煮后去渣饮水，可养阴生津、清热解表。该饮品对阴虚感冒有一定疗效。

第五十三问

感冒后可以吃鸡蛋吗？

感冒是可以吃鸡蛋的。有人认为"感冒的时候吃鸡蛋会使体温上升，会烧得更厉害"，其实不然，这只是食物热效应的外在表现。细心一点，你会发现我们吃饭时和饭后也会觉得热。鸡蛋富含蛋白质，经过科学计算，消化一个鸡蛋所产生的热效应只有 12.8 千卡（1 千卡 ≈ 4.18 千焦），这点能量对体温的影响是微乎其微的。

感冒的时候，人的身体较为虚弱，抵抗力也比较差，对营养物质的需求也会增加。而鸡蛋的营养价值很高，蛋白质和氨基酸比例非常适合人体生理需要，很容易被身体吸收，利用率在 98% 以上，同时它还包含多种脂类、维生素、矿物质、微量元素，有"理想的营养库"之称。因此对于大多数人群来说，适量吃鸡蛋可以补充身体所需的能量，有助于病情恢复，但需注意不可过量。

感冒时我们的饮食宜清淡、易消化、宜温热，主食以蒸、煮为主，忌油腻煎炸之品。那如何才能使鸡蛋既营养又易消化呢？简单一点的就是直接用水煮鸡蛋；或者蒸碗口感软糯的鸡蛋羹；或者为了营养更全面，加点蔬菜做蔬菜鸡蛋汤也很合适。但是要注意不宜多食，每天摄入 1~2 个鸡蛋即可。当然不止鸡蛋，其他营养丰富的食物也可以选择，如瘦肉、鱼肉、鸡肉等，可以将它们做成汤或粥，容易被人体消化吸收。

中医学认为鸡蛋属血肉有情之品，性甘，味平，具有滋阴润燥、宁心安神的功效。蛋清甘、凉，可解烦热、清肺利咽；蛋黄甘、平，可滋阴养血、润燥息风、健脾和胃。鸡蛋在中医治疗时可作为一味药物使用，同样在治疗感冒时，一些鸡蛋单方、验方也能派上用场，可改善症状、缩短病程，下面便简要列举几个鸡蛋方，患者可根据具体情况进行选择。

（1）姜葱梨鸡蛋：梨 120 克，生姜 15 克，葱白 15 克，三味煎汤。然后将 2 只鸡蛋打入碗内，搅匀，用煎好的药汁趁沸冲入，趁热顿服，覆被取汗。此方可解表理肺，主治兼有咳嗽的感冒。如属感冒初起，只觉恶寒、发热，未见咳嗽等肺气失宣症状者，单用姜葱鸡蛋即可（《中医验方汇集》）。

（2）冰糖鸡蛋：将 1 只鸡蛋打入碗内，与 30 克冰糖混合均匀，睡前用开水冲服。此方可养阴润燥、清肺止咳。适用于风热感冒，糖尿病患者慎用（《山西省中药验方秘方汇集》）。

（3）一味鸡蛋：冷开水 20 毫升，鸡蛋 3~5 只，打碎搅匀，用沸水冲后，再上火蒸煮 2~3 沸，乘热顿服。此方可祛热散风，尤其适合用于老幼体弱、感冒出汗不解者（《本草纲目》）。

（4）苏叶鸡蛋：紫苏叶 30 克，水煎数分钟，去渣，再将 2 只鸡蛋打碎搅匀后倒入药汁，上火再煮 3~5 沸，顿服，每天 2 次，服后覆被取汗。此方可发散风寒，尤其适合用于风寒在表的感冒患者（《鸡蛋食疗方》）。

（5）苦参鸡蛋：鸡蛋 1 只，打碎搅匀，苦参 6 克，用水煎沸冲入鸡蛋服之，趁热服。一般 2~3 次即可见效。此方可清热解毒、养阴润燥，二味相合对流行性感冒有效（《常见传染病良方汇集》）。

第五十四问

感冒后可以吃辛辣刺激性食物吗？

很多人觉得感冒后吃顿"麻辣烫、火锅、麻辣香锅"等可以起到"以毒攻毒"的效果，也确实有部分人在感冒后吃了这一类的食物后症状有所缓解。那么感冒后是否能吃辛辣刺激食物呢？这应该视具体症状而定。

辛辣食物的主要性能

辛辣食物，主味为"辛"，辛"能行、能散"，即具有发散、行气行血之功。辛能行气行血、温养四肢以驱寒。《素问·宣明五气论篇》言："五味所入，酸入肝，辛入肺……甘入脾。"因"辛入肺"，肺开窍于鼻，故适食辛辣，可助宣肺，可通鼻窍。辛辣热性的物品作用于机体时，常表现为亢奋，热性中药和食品均能提高人体中枢神经系统的兴奋性，加快新陈代谢。

不同证型的感冒对应的饮食亦有不同

感冒的病因主要包括外感邪气和正气虚弱两个方面，病程中可有寒热、虚实之间的转化。应根据感邪的不同及体质的强弱差异，来评估感冒后是否可进食辛辣刺激之物。

（1）风寒证：以恶寒重、发热轻、无汗、肢节酸痛、鼻塞、流清涕等为主症。饮食上可适当进食辛温发散的食物，如生姜、葱白、花椒、辣椒、茴香等，这些食物有较好的辛温发汗之功，可通过宣发腠理以解表祛邪。常见的食疗有：葱姜水（生姜3片，葱白15克，加水500毫升煮10分钟左右，温服），生姜有解表散寒温中的作用，葱白有辛散的效果；姜糖饮（生姜10克洗净切丝，放入保温杯中，沸水冲入，加盖浸泡5分钟，加入适量红糖溶化即成。趁热顿服，服后盖被，如得汗不畅，1小时后可再服1次），生姜具有发汗解表、温中止呕的作用，红糖性温，能协同生姜发汗和胃。切记该证的食法以适当"辛温"为主，而非"辛辣刺激"，辛温食物亦不可过食，以免寒热转化。

（2）风热证：以恶寒轻、发热重、咽痛、咳嗽痰稠、流浓涕、口干等为主症。此时不可进食辛辣之物，食之会加重热象，使症状加重。应适食清热寒凉之物以降热。如：桑叶菊花茶（桑叶5克，菊花5克，亦可加入淡竹叶5~10克，加水后一起熬煮约15分钟，代茶频饮）和银花薄荷饮（金银花10~15克，或加上芦根5克，煮水15分钟后，下薄荷叶10~15克，煮开后稍冷却频服）。它们均有较好的疏散风热之功效。另外，夏季可多吃苦瓜；也可用绿豆加粳米、冰糖一起煮粥饮用，可以起到清热解表、祛暑利湿的功效。平时应多吃一些新鲜的蔬菜水果，有助于疾病的恢复。忌吸烟、饮酒以及食用辛辣刺激的食物。

（3）暑湿证：以身热不扬、汗少、头身重、口黏泛恶等为主症。因湘菜多辛辣油腻，重油重盐，而油腻之物易导致脾胃消化困难，若本身暑湿困着，口黏泛恶，加以油腻食之，可谓火上浇油。可煮清暑祛湿茶（鲜扁豆花、鲜荷叶、鲜玫瑰花各20克，将荷叶切丝，同扁豆花、玫瑰花一起加水500毫升，煎成浓汁，加适量冰糖代茶饮用），或荷叶菊花苡米汤（鲜荷叶一张或干荷叶12克，菊花12克，薏苡仁30克，加水煮汤去渣服用），它们均有较好的清暑利湿作用。

另外，针对感冒日久体虚者，从西医角度可以食入富含维生素和微量元素的水果、蔬菜，吃复合维生素制剂，也可以吃海鲜中的精致肉类，如鱼、虾、蟹等。从中医分型角度，体虚者不可进食辛辣刺激之物。体虚者若患阴虚感冒，可吃生地黄蒸乳鸽（乳鸽1只，生地黄10克，将乳鸽洗净，生地黄切细条，放入乳鸽腹内，隔水蒸熟食用），其对阴虚体质的感冒有良好的补益作用；亦可用玉竹10克、麦冬10克水煮后去渣饮水，以此清热养阴生津。若患气虚感冒，可用黄芪20克，紫苏叶12克，大枣5枚，生姜3片加水500~800毫升，煮沸后文火煎煮片刻，加适量红糖后关火放凉，经常代茶饮，有较好的益气补虚、温中行气之功效。

综上所述，感冒后饮食应视情况而定，凡可食者当以适量为宜，以免感冒病情愈演愈烈，可适当加强营养，保证充足睡眠，适度运动，以助疾病恢复。若感冒经久未愈，或越发加重，应及时就诊。

第五十五问

感冒后可以做人工流产手术吗？

感冒后一般不建议做人工流产手术。

什么是人工流产手术？

人工流产手术是早孕女性要求终止妊娠或因早期胚胎发育不良而需在女性宫腔内进行机械操作，将胚胎清除的一种术式。该手术势必会对宫腔带来一定的损伤。中医学认为，人工流产手术使用的金刀对胞宫血络的损伤以及母体气血的损耗，会对女性生殖轴产生较大影响。

人工流产手术的禁忌

一般人工流产手术前，需对患者进行相应的检查分析，评估患者是否具有手术禁忌证，以尽量降低手术风险，减少术后并发症的发生。人工流产手术禁忌证包括：①生殖器官急性炎症，如阴道炎、宫颈炎、盆腔炎等（须治疗后方可手术）；②各种疾病的急性期，或严重的全身性疾病（如心力衰竭、高血压伴有自觉症状、结核病急性期、高热、严重贫血等）不能耐受手术者；③妊娠剧烈呕吐、酸中毒尚未纠正者；④术前相隔4小时内两次体温测量，数值在37.5℃以上者。

感冒后是否可行人工流产手术？

感冒后机体正气受损，尚未恢复，此时行人工流产手术会因术中受刀刃损伤加重机体气血受损程度，使得正气更衰，邪气更甚。其术后感染、高热、月经失调、气血虚衰、不孕等并发症发生的概率会大大提高，甚至危及生命。中医学认为手术引起的正气亏虚属于本虚标实，本为气血不足，标为风火痰瘀，若加之原本感冒之邪，会大大加重身体负担，甚至造成不可逆转的后果。一般建议待感冒好转后再行手术，感冒周期一般为1周左右，可根据症状对症用药，如桑菊饮、银翘散、桂枝汤等（切忌服用具有活血化瘀、行气消癥的药物，以免引起阴道大量出血）；症状较重者需就诊治疗恢复后，再经术前评估决定是否可行手术。

人工流产手术后出现感冒怎么办？

（1）人工流产后出现单纯感冒：人工流产术后，机体虚弱，需注意保暖，避免受风着凉，若感冒症状不重，可以喝红糖姜水以暖宫驱寒、温中和胃（适用于风寒证者）。同时要注意放松心情，保证睡眠充足，进食清淡有营养的食物。

（2）人工流产后感冒合并发热：若为低热，而无其他不适，可进行物理降温（如温水擦浴），口服感冒药治疗。若出现体温持续升高，建议及时就诊完善相应的检查，并进行足疗程治疗。

（3）人工流产后感冒合并腹痛、阴道流血：若人工流产后感冒并出现腹痛加重、阴道流血增多的情况，考虑流产不全、感染、子宫收缩不良、术后气血瘀滞等可能，切忌自行乱服药，应立即前往妇科门诊就诊治疗，以免造成后续月经失调、不孕等情况。

综上建议，人工流产手术需在机体正气强盛的前提下进行，若感冒后机体功能尚未恢复，建议待好转后再去妇产科门诊进行总体评估，以便术后更好地恢复。若人工流产术后出现感冒，也不要慌张，具体情况具体分析，及时就诊并对症治疗即可。

第五十六问

感冒后可以运动吗?

"感冒后跑步猝死""感冒后打篮球猝死"的新闻时有出现,为什么感冒这么常见的疾病还能导致如此严重的后果?为什么有些人感冒后运动,好得更快,有些人则会加重病情甚至猝死呢?我们不禁疑问,感冒后可以运动吗?

感冒后可以做运动吗?

感冒之后是可以做运动的,但要分情况来看,感冒症状轻可以适当做一些运动,症状重一般建议以休息为主,不论感冒症状轻重都不建议感冒后做剧烈运动。中医学认为感冒是感受风邪后引发的疾病,是人体正气与外界邪气相争的结果,人体正气不足,无力御邪外出,或邪气强盛,"恃强凌弱",压制正气,正气无力抵抗邪气遂发为感冒,正如两军交战,正气是己方,邪气是敌方,正气不足,己方军备虚弱便容易被敌方侵犯;或敌军过于强盛,发动强势攻击,即便己方军备力量正常也不足以抵抗而战败。感冒后剧烈运动时会出较多的汗,中医讲"血汗同源"，出汗耗伤阴液使得人体正气更虚，出汗伴随汗孔腠理的开合，城门大开更容易受到邪气的侵犯，剧烈运动后更喜受风、纳凉、洗澡，导致风寒湿邪入侵从而使感冒症状加重或迁延不愈。且有些人感冒发热会促使肌肉产生大量的乳酸从而出现浑身酸痛的症状，而剧烈运动可能加速体内肌糖原的分解，引起乳酸堆积，从而使肌肉酸痛症状加重。综上，不建议感冒后做剧烈运动，应注意休息，培补正气，避免过度劳累。

为什么有些人感冒后运动会面临"猝死"风险？

感冒后运动导致猝死一般有以下特征："青壮年""男性""剧烈运动""心肌炎"。感冒后运动猝死一般为病毒性感冒并发病毒性心肌炎或暴发性心肌炎，病毒性心肌炎发病率不高，且轻症居多，所以不是所有人感冒后运动都会"猝死"，但是应警惕感冒后继发病毒性心肌炎，故应多休息、不能剧烈运动，从而尽量规避感冒后因运动"猝死"的风险。

中医运动保健强身体，避免生病再来"抱佛脚"

感冒后虽不建议剧烈运动，但舒缓的运动锻炼可增强体质以抵御外邪。中医讲究不治已病治未病，对于易患感冒的人群，通过平常的中医运动保健可培补正气、固本化源。

八段锦：是我国流传最广、影响最大的导引术之一，包括坐式和站式两种。读者可练习站式八段锦，口诀包括以下八句：①两手托天理三焦；②左右开弓似射雕；③调理脾胃须单举；④五劳七伤向后瞧；⑤摇头摆尾去心火；⑥两手攀足固肾腰；⑦攒拳怒目增力气；⑧背后七颠百病消。

中医保健功法还有太极拳、气功、易筋经、五禽戏等，都是比较舒缓的强体保健运动。

我们平时生活中不仅要选择合适的运动方式，更要养成良好的运动习惯，最好固定时间进行锻炼，每周 3 次为宜，每次 1~1.5 小时，饭后 1 小时和睡前 1 小时不宜锻炼，避免引起消化不良或睡眠障碍。只有规律科学地运动锻炼强身健体，才能更好地预防感冒的发生。

第五十七问

疫病后胸闷气短怎么恢复？

新型冠状病毒感染后不少"阳康"患者出现了胸闷气短，常表现为呼吸浅促，需要频繁呼吸或换气，胸前有压迫感和不适感，甚至有胸痛，有时伴随着咳嗽、喘息、呼吸响声等呼吸道症状。若症状较为严重，建议及时去医院做肺部 CT 和心电图等检查。

疫病后为何胸闷气短？

清代李用粹在《证治汇补·喘病》中说："若夫少气不足以息，呼吸不相接，出多入少，名曰气短。气短者，气微力弱，非若喘证之气粗奔迫也。"气短进一步加重，可呈现虚喘表现。疫病后胸闷气短是一种常见的情况，其主要原因是感染疫毒导致肺脏受到损伤以致肺气虚弱，肺功能受损，进而引起胸闷气短。

缓解胸闷气短小妙招

（1）腹式呼吸：平躺屈膝，双手放于腹部，也可站立或坐立，用鼻深长而慢地吸气，此时腹部慢慢鼓起，呼气时腹部慢慢回落，一呼一吸的时间控制在10~15秒，每天10分钟，多次练习效果更佳。若长期坚持还可有效减少腹部脂肪。

（2）穴位按摩：可选取内关穴（掌心向上，腕掌横纹中点向上3横指处）、膻中穴（在人体正中线上，平第四肋间，两乳头连线的中点处）、极泉穴（腋窝顶点，动脉搏动处），每穴位按摩5~10分钟，同时配合腹式呼吸。

（3）舒展操：双手十指相扣在背后，背部夹紧，头尽量上仰，双臂尽量上抬，保持5秒，每天可做10次。

（4）艾灸：可用艾条温和灸中府穴（正立，双手叉腰，锁骨外侧端下方有一凹陷，该处再向下一横指处）和尺泽穴（手肘弯曲，食指横在手肘弯曲处，按压至筋靠大拇指方向有酸胀感的凹陷处）各10~15分钟，每天1~2次。

（5）膳食调理：

1）山药红枣粥：山药50克，红枣10克，桂圆10克，五味子3克，小米50克，冰糖适量。山药去皮切成薄片，将以上食材同煮，早晚食用。

2）西洋参茶：西洋参薄片2克，白茶2克，沸水冲泡茶饮，如有脾胃虚寒（常表现为易腹泻）者慎用西洋参。

预防调护

（1）避免食用辛辣发物，以免生热动风加重病情；饮食宜清淡，忌肥甘厚腻之品，避免助湿生痰。

（2）平时可进行八段锦锻炼，八段锦属于传统健身功法，有助于活动形体、调节呼吸和情志。研究证明，持续进行八段锦训练能有效改善中老年人呼吸功能。

（3）避免过度劳累及高强度体育运动；保持室内空气流畅，勿过度紧张焦虑。

第五十八问

● ● ● ● ● ● ● ● ●

疫病后老是咽痛怎么办？

新冠病毒疫情大规模暴发虽已远去，但后疫情时代，"阳康"后很多人仍有不同程度的咽喉不适，并影响到睡眠、工作。其中有部分人饱受咽痛困扰，这是因为疫气伤阴，致素体肺肾阴虚，阴虚则咽窍失于津液濡养，又致虚火上灼咽窍而为病。中医谓之"不荣则痛"，即虚火咽痛，这部分人通常会出现咽部灼热干痛（午后较明显）、咽部梗阻异物感、干咳、痰少且黏稠、或痰中带血、手足心发热等不适。

虚火咽痛该怎么办？

治疗上宜养阴降火、清利咽喉。根据个人偏好，可选择局部含药、耳穴贴压、穴位疗法、导引以及食疗等中医药特色调理方法，具体如下。

（1）熏咽喉含漱药

乌梅茶。乌梅6克，甘草6克，绿茶6克，薄荷6克，加水300毫升，小火煎煮10~15分钟。煮好后，离火放桌上，凉至一定温度，患者张口正对药罐口上方，用毛巾围住口与药罐口，吸入蒸汽熏咽喉 15 分钟，然后口含药液漱口荡涤痰涎，继之亦可含咽，缓缓服下。每天 2 次。

（2）含药

可用湖南省中医药大学第一附属医院自制药铁笛润喉丸，含服，每次 10 丸，每天 2~3 次。

（3）耳穴贴压

取穴：咽喉、肺、肾、神门、肾上腺、皮质下。

操作方法：用生王不留行籽贴压穴位，每次贴 1 耳，隔日 1 次，交替取双侧耳穴。

（4）穴位疗法

取穴：人迎穴（在颈前区，平喉结，胸锁乳突肌前缘，颈总动脉搏动处）。

操作方法：患者取坐位或仰卧，用拇指指腹在一侧人迎穴向内下方缓慢稍用力按压，至手下有明显搏动感觉，按 5~8 秒，然后将手指迅速放开，此时头部可能会有发热的感觉，休息 15~20 秒，待发热感觉退却后，再重复操作两次。然后用手指轻轻弹拨胸锁乳突肌 30~40 次，再换另一侧操作，每天 1 次。按摩力度适当，手法不宜过重，舒适为宜。按摩人迎穴必须一侧、一侧地进行，不能双侧同时进行，也不能在晚上进行。

（5）导引（吞金津、玉液法）

每天晨起或夜卧时盘腿静坐，全身放松，排除杂念，双目微闭，调匀呼吸，舌抵上腭数分钟，然后轻轻叩齿 36 次，搅海（舌在口中搅动）36 下，口中即生津液，再鼓腮含漱 9 次，用意念将津液分 3 次送至脐下丹田。每天 1 次。

（6）食疗

百合川贝雪梨银耳羹。百合 10 克，川贝母 6 克，雪梨半个（去皮去核切小块），麦冬 6 克，干银耳 10 克（凉水泡发备用），枸杞子 3~5 颗，加水 300 毫升，小火煮 20 分钟，分早晚食用。

预防与调护

（1）避免受凉感冒，避免熬夜，戒烟酒。

（2）避免辛辣刺激、油炸、质地较硬的食物。

（3）避免频繁清嗓、长时间用嗓，少量多频次饮温水。

（4）进食时应充分咀嚼，勿狼吞虎咽。勿进食过饱，餐后不要立马躺下休息，以免胃内容物反流灼伤咽部黏膜。

第五十九问

* * * * * * * * *

疫病后老是咳嗽怎么办？

不少人感染疫病转阴后，还总是咳个不停，有人说这是在"排毒"？实际上，"阳康"以后被消灭的病毒尸体会形成黏液，等待免疫系统清扫排出，所以咳嗽在一定程度上是一个打扫"战场"，修复气道的过程，几乎所有人 14 天内都会康复。如果咳嗽迟迟不好，这可能是因为疫病造成了肺损伤。中医学认为，肺主气、司呼吸，如果疫病侵袭肺脏，以致肺气上逆，就会出现咳嗽。

疫病后咳嗽各有不同

疫病后的咳嗽大多是因为伤及肺的阴阳之气，或出现痰湿、痰热等病理产物。疫病后出现久咳不愈、痰稀色白、气短畏寒、声低懒言、面色苍白、自汗等症状，多是因为肺的阳气受损，导致肺阳虚；反之干咳少痰、痰中带血、声音嘶哑、口燥咽干、手足心热，则是疫病伤及肺的津液，导致肺阴虚。痰是肺脏功能异常时最常见的病理产物，这也是为什么大多咳嗽的患者常伴有咳痰。痰也分寒热，若表现为咳声重浊、咳痰黏稠、胸闷气短、口中黏腻，多为痰湿咳嗽；反之咳声高亢有力、咳痰黄稠、咯吐不爽、鼻塞、流浊涕，多为痰热咳嗽。

找对证型，总有一个方法适合你

咳嗽是很常见的肺系疾病，中医也有很多应对的方法，但要辨证论治，对症下药，如果你已经分清楚自己属于哪一种证型，那不妨试试下面这些方法吧。

（1）艾灸：灸法偏温，适用于肺阳虚、痰湿咳嗽。可选用大椎（在后背正中线上，可低头取穴，取颈部隆起最高点下间处）、曲池（手肘关节弯曲凹陷处）、足三里（屈膝，四指并拢，拇指按于髌骨上缘，四指沿髌骨外缘直指向下之处）等穴位，点燃艾条，使艾条灸距离穴位3厘米左右，每次20分钟，使局部皮肤红润、灼热。若为痰湿咳嗽，则可取丰隆（膝盖外侧到外踝尖连线中点旁约1厘米）、足三里（同上）、膻中（两乳头连线之交点处）。

（2）药膳：根据证型选用药膳。若肺阳虚，可选用温阳排骨煲（取排骨1根，斩块，再取黄芪6克、桂皮3克、生姜10克、党参6克，与排骨同煲熬汤，加盐少许调味即可）；若肺阴虚，则可用山药莲子粥（选取大米若干、山药30克、莲子10粒、太子参6克、玉竹10克，常规熬粥即可）；气滞咳嗽，则可在家常菜中酌加少许陈皮、紫苏，既可调味增鲜，又可发挥理气的作用。痰湿咳嗽，则不宜用辛辣刺激、肥甘厚腻之品，可选用茯苓渗湿粥（取大米若干、茯苓15克、薏苡仁 30 克、陈皮 5 克，常规熬粥即可）。痰热咳嗽，则用清肺饮（取黄芩 5 克、栀子 10 克、知母 10 克、芦根 10 克、浙贝母 10 克、生甘草 5 克，煎汤代水，以代茶饮）。

（3）足浴：适用于肺阳虚、痰湿咳嗽者。可选用党参 15 克、黄芪 15 克、白术 10 克、艾叶 15 克、茯苓 30 克、生姜 10 克等品。以水漫过药物，以武火烧开药水，再以文火煎 15 分钟。去药渣后与开水同泡，待水温适中时，浸泡双脚 5~10 分钟，加以搓揉，使双足微微发红为度即可。

（4）功法锻炼：可选用正气抗疫操等，其具有培补正气、调畅气机的功效，可扶助正气、祛除病邪，适用于各类咳嗽。

预防调护

（1）凡痰湿、痰热咳嗽者，应避免食用生冷、辛辣、油腻的食物，否则易加重痰湿、痰热的发展，应尽量清淡饮食。

（2）应避免受寒，以免外邪侵袭，加剧咳嗽。

第六十问

疫病后老是失眠怎么办?

失眠属于中医"不寐"的范畴,《黄帝内经》认为阳不入阴或阴不敛阳等阴阳不和会导致失眠。疫情防控期间,很多人失眠的问题愈加凸显。阳康后,也有一部分人群持续受到失眠的困扰,中医有什么办法调治失眠呢?

音乐助眠

中医音乐疗法自古有之。《金峨山房医话》有云"角音调畅平和,善消忧郁,助人入眠",曲目可选《梅花三弄》《平沙落雁》《绿叶迎风》《步步高》《行街》《草木青青》等,每次以30分钟为佳或根据自己实际情况调整,音量一般为40~60分贝,尽量避免单曲循环。睡前使杂念沉淀,心神宁静。

中草药泡脚试一试

中草药泡脚可以舒缓肌肉紧张,促进血液循环,有助于改善失眠。可将艾叶10克、茯苓10克、远志10克、白术10

克、玫瑰花 30 克、首乌藤 10 克、益智仁 10 克等药煮沸 20 分钟，待水温适宜后，泡脚 15~20 分钟，每天 1 次，10 次为 1 个疗程。需要注意的是，泡脚时水温不宜过高，以微出汗为宜。同时，配方中的药材可以根据个人的体质和实际情况进行调整，建议在专业医生指导下使用。

药枕香囊解烦忧

"鼻为肺之资、气之口户，为诸经集聚之处""头为诸阳之会"。一些具有催眠镇静作用的芳香型中草药中的有效成分通过口鼻和头部，经过气血和经络作用人体，可达到调节阴阳、治疗失眠的目的。可选用玫瑰花、合欢花、白豆蔻、薰衣草、石菖蒲、首乌藤中的一种或几种制成适宜大小的药枕或香囊，以助安眠。注意药枕要置于普通枕头之上或香囊放置在头部周围，每晚不少于 6 小时，并坚持使用 3~6 个月。

穴位助眠

（1）穴位按摩：安眠穴（耳垂后的凹陷与枕骨下的凹陷连线的中点处）、神门穴（头部后中线，枕骨外隆凸和颈椎棘突的中点处）、太溪穴（膝盖后方凹陷处的中央）是治疗失眠的常用穴位。每天晚上临睡前用拇指按压这些穴位，每个穴位按压 2~3 分钟，可以帮助改善失眠症状。

（2）耳穴疗法：耳穴取穴神门、心、脾、肾、皮质，配穴取脑、枕、交感、内分泌、神经衰弱点，每次选用 6~8 穴，主穴配穴合用，随证加减。每天自行按揉 2~3 次，每次每穴 30 秒，以有酸麻胀痛或发热感为宜。

（3）穴位敷贴：取中药首乌藤、珍珠母、合欢花、远志、何首乌、女贞子、黄连各等分研末，取 4 克药物，加辅料调成膏状。每晚睡前 30 分钟贴压三阴交、涌泉、照海、内关穴至少 8 小时，1 天 1 次，7 天 1 个疗程，共 4 个疗程。

（4）艾灸：多选用涌泉穴、百会穴和夹脊穴。点燃艾条，对准穴位温和施灸，用回旋灸的方式灸涌泉穴或百会穴 15~20 分钟，背部 20 个夹脊穴也以回旋灸的方式由上至下灸，以感觉温热舒适为度。以上 3 种穴位可只选一种，每天 1 次，10 天为 1 个疗程。

治疗失眠的方法多种多样，可以根据个人情况选择适合自己的方法。在尝试这些方法的同时，还应注重保持良好的心态，避免过度焦虑。如果失眠问题较为严重，可以寻求专业人士的帮助。

第六十一问

疫病后老是头痛怎么办？

中医认为头痛的病因不外乎外感与内伤，而疫病后的头痛多属内伤头痛，常见于气血亏虚、肝阳偏亢、痰浊、瘀血导致的头痛。

辨证分型治头痛

（1）瘀血阻滞证头痛：痛得像针刺一样，位置固定，长期发作，舌的颜色偏紫黯，这种头痛多考虑瘀血阻滞型头痛。推荐以下疗法：

刮痧疗法：部位选取额部、顶枕部、颞部，每个部位平分三等分，用刮痧板（无须刮痧油）以倾斜 45° 沿三等分线刮痧，每条线刮 10~15 遍，以头皮潮红为度，每天 1 次。

川芎红花茶：茶叶 5 克、川芎 5 克、红花 3 克，沸水冲泡服用。

头部按摩法：可根据疼痛的部位进行选穴，前额头痛可选攒竹（眉毛内侧边缘凹陷处）、合谷（拇指、食指合拢，虎口上肌肉最高处），两侧头痛可选太阳（眉梢与眼外角连线的中点往后一横指的凹陷处）、外关（距离手背横纹上大约三横指，尺骨与桡骨间隙中点），头顶部头痛可选百会（头顶正中心）、四神聪（百会穴前、后、左、右各旁开1寸的位置），后枕部头痛可选风池（后枕部大筋两旁与耳垂平行处），每个穴位按揉1分钟左右，每天2次。

（2）痰浊阻络证头痛：头痛有昏蒙沉重的感觉，像裹了一层布一样，呕吐痰涎，这种表现要考虑痰浊阻络型头痛，可以选择灸法来缓解头痛。灸法主穴选取：百会、头维（头侧部发际里，发际点向上一横指宽处）、风池、足三里、阿是穴（哪里痛灸哪里），加丰隆（膝关节屈伸时下方有内外两个凹陷，分别叫内膝眼与外膝眼，外膝眼与外踝尖的中点，距离胫骨前缘两横指处即是丰隆穴）、阴陵泉（小腿内侧，胫骨内侧凹陷处），用艾条温和灸，艾卷一端点燃，对准施灸部位，距离皮肤2~3厘米，以局部温热无烧灼感为宜，每穴10~15分钟，每天1~2次。

（3）气血不足证头痛：头痛相对轻微，多反复发作，头痛隐隐，伴乏力不想说话，失眠多梦、健忘、易出汗。以上多考虑属于气血不足型头痛。可以考虑灸法和食疗法调理。

灸法在上述主穴基础上加肝俞、脾俞（肚脐水平线与脊柱相交处，往上移3个椎体，旁开两横指处），操作同前。

黄精鸡肉汤：黄精30克、山药30克、党参30克，加入鸡肉块中熬汤服用。

（4）肝阳上亢证头痛：头痛呈跳痛、胀痛，多伴烦躁易怒、面目红赤、口苦口干，多考虑肝阳上亢型头痛，可以选择食疗和足浴法缓解。

天麻鲤鱼汤：天麻25克、茯苓10克、川芎10克、鲜鲤鱼一条，前3味切片浸泡4~6小时，捞出天麻提前蒸熟，再将所有药材置于鱼腹中，熬汤。

足浴法：选取吴茱萸50克、醋100毫升，吴茱萸煎汤取汁放入足浴盆，再加入醋，浸泡双足20分钟左右，每天2次。

注意事项

对于头痛发作频繁、疼痛剧烈及伴有发热、抽搐、剧烈呕吐等其他症状者应及时就诊，以排除其他疾病引起的头痛。

第六十二问

● ● ● ● ● ● ● ● ● ●

疫病后老是容易疲劳怎么办？

不少人都在感叹，大病初愈，为什么自己会忽然变得这么"虚"？这是因为身体的恢复需要时间。《黄帝内经》曰："邪之所凑，其气必虚。"疫病时外邪入侵，人体与疫邪抗争会导致肺、脾、胃等脏腑功能受损，进而造成气血和津液的消耗，使人感到疲劳。疲劳乏力是疫病康复后大多数人会出现的情况，身体的正气和脏腑功能的恢复一般都需要2~3周的时间，不必过于担心。

怎么才能尽快缓解疲劳？

（1）中医食疗来帮忙：比如神仙粥，它可以帮助我们快速度过疲劳期。取山药30克、芡实10克、韭菜子末10克、粳米50克，先将山药煮熟、碾碎，再将芡实煮熟去壳捣为末，之后再将山药、芡实与粳米一起慢火煮成粥，待粥成后加入韭菜子末搅匀再略煮1分钟，一道营养丰富，能健脾补胃、滋养强身、缓解疫病后疲劳的神仙粥就做好了。神仙粥中粳米能补中益气、健脾和胃；山药能健脾补虚、滋肾固精；芡实能补脾止泻固肾；韭菜子能治虚劳。

（2）小小艾灸，大大作用：中医特色外治法中的艾灸可以激发人体正气，补益气血，缓解疫病后出现的疲劳。

艾灸操作：采用温和灸，将艾条燃着的一端与施灸部位的皮肤保持 2~3 厘米，以温热而无灼痛为度，一天 1~2 次，每次 15 分钟左右，选用关元、神阙、足三里等穴，扶正培元、补益气血。

艾灸取穴：关元在下腹部，脐中下 3 寸，前正中线上；神阙在脐区，脐中央；足三里在小腿前外侧，外膝眼下 3 寸。

注意事项：①单次施灸时间不可过长，施灸时注意安全，以防烫伤；②施灸时，注意避开易燃物品，以防起火。

（3）缓解疲劳动起来——八段锦：中医学认为"动则生阳"，疫病恢复后适当地锻炼可以增强我们的免疫力，使我们精力更充沛，建议平时练习八段锦等传统中医功法，八段锦可以舒展筋骨、缓解疲劳，尤其是第四式"五劳七伤往后瞧"，可以调节我们的脏腑功能，消除劳损。"五劳七伤往后瞧"动作要领：自然站立，双脚与肩同宽，双手自然下垂，宁神调息；头部微微向左转动，两眼目视左后方，同时配合吸气，稍停顿后，缓缓转正，同时配合呼气，全身放松；再缓缓转向右侧，目视右后方稍停顿，转正，同时配合呼吸吐纳，如此右后瞧 4~8 次。需注意疫病康复后不要做太多的剧烈活动，要根据自己的身体状况、生活习惯等进行调节，运动量最好不要超过正常情况时的三分之一。

预防与调护

（1）刚从疫病中恢复过来时，人体处于一个比较脆弱的时期，此时不宜食用过多油腻、辛辣刺激、重口味的食物，因为此时脾胃运化功能减弱，不能很好地运化食物，过食油腻、辛辣等食物会使疲劳加重。但也不可太过于清淡，否则会营养不足、身体乏力。饮食要有足够的蛋白质，五谷杂粮、新鲜蔬果、肉蛋都要合理摄入，保证体力的恢复。

（2）如果疲劳总是不能缓解，并且逐渐加重，可能还有其他疾病的影响，建议前往医院就诊。

第六十三问

●●●●●●●●●

疫病后老是腹泻怎么办？

腹泻，俗称拉肚子，很多人认为是个小事，扛一扛，忍一忍，或者吃点止泻药就过去了，其实没那么简单。从中医的角度来说，疫邪作为外感病因中致病作用较强、传染较快的一种病邪，对机体各脏腑功能造成的损伤较为严重，尤其是平时就脾胃虚弱的人，更易出现腹泻的症状。

蒙脱石散要不要囤？

蒙脱石散对细菌和病毒具有吸附作用，能够平衡正常菌群、保护消化道黏膜，作为腹泻常用的一种辅助药物，可以适当备用，不必大量囤积，且蒙脱石散过量服用会引起便秘等不良反应。腹泻时，比止泻更重要的是防止脱水和电解质紊乱。

中医药治疗腹泻有妙招

（1）伤食泻：如果饮食过度或饮食不洁，大便像臭鸡蛋一样臭，或夹杂有不消化的食物，还伴有打嗝反酸，这种腹泻可以考虑伤食泻。伤食泻可以选择饮用山楂水：山楂 30 克，加清水煮 30 分钟，加冰糖，适量饮用。如果还伴有反酸，可饭后 20 分钟后按压中脘穴（剑突和肚脐连线的中点处）5 分钟左右，拇指顺时针按揉至有微痛即可。

（2）寒湿泻：如果是着凉或者吃了一些生冷食物后，大便清稀或像水一样，伴有怕冷、发热的感觉，这种腹泻可以考虑寒湿泻。可以选择食用炮姜粥：炮姜 6 克、白术 15 克、糯米 30 克，前两味药煎取药汁，药汁中加入糯米煮粥。

（3）湿热泻：如果出现泻下急迫、大便黄褐色、气味臭，伴有烦热口渴、小便黄、肛门有灼热感等症状，多考虑为湿热泻。可以食用白头翁马齿苋汤：马齿苋 30 克、白头翁 30 克、黄连 3 克、白术 10 克、山药 10 克，加清水煮沸后再用文火煮 20 分钟。

（4）脾虚泻：如果出现腹泻反复发作，饮食稍有不慎大便次数即增多，并夹杂不消化的食物，肚子胀，平时乏力不想动，可以考虑脾虚泻。食疗可选芡实莲子山药羹：芡实、山药、莲子各 20 克，大枣数枚，粳米 100 克，前三味药浸泡一晚，与粳米、大枣共同煮粥，加红糖调味食用。小儿脾虚型腹泻可采用补脾经、补大肠经的手法健脾和胃止泻。脾经穴位于拇指螺纹面，顺时针旋转推揉，先左手再右手，每侧推揉 150~200 次为宜。大肠经穴位于食指桡侧（靠近拇指一侧）缘，从指尖推至虎口，频次同前。

（5）肾虚泻：肾虚泻又称"五更泻"，常在黎明之前发作，会出现肚子冷痛、喜暖喜按、腰膝酸软等症状。可以吃补骨脂石榴皮豆蔻煮鸡蛋：将石榴皮 15 克、肉豆蔻 10 克、淫羊藿 20 克、补骨脂 20 克共同煮汁，再将鸡蛋与药汁共煮 30 分钟后食用。此外，肚脐穴位贴敷也是个不错的选择，选取干姜、吴茱萸、肉桂、延胡索等药物研磨成细粉，用米醋调成糊状贴敷神阙穴（肚脐中间），每次贴 3~6 小时，每天 1 次。

（6）肝脾不调泻：肝脾不调泻又称情绪性腹泻，常因为抑郁恼怒或情绪紧张发作，伴胸胁处胀闷不适、胃口差。可以吃乌梅粳米粥：乌梅 20 克熬汁去渣，加入粳米煮粥食用。艾灸治疗情绪性腹泻的效果较佳，选取肝俞（肩胛骨下角水平连线与脊柱相交处往下推 2 个椎体，左右旁开二横指处）、期门（乳头正下方，第 6 肋间隙处）穴，将燃烧的艾条置于穴位上方 2~3 厘米处，皮肤有温热感且微微发红即可，每穴灸 10 分钟，每天 1 次。

注意事项

急性期勿盲目禁食，建议少食多餐；多吃易消化食物，如粥类、淡盐汤，以养胃生津；可适当饮用补液盐、运动饮料，恢复期可逐渐过渡到正常饮食。腹泻剧烈或伴有严重腹痛、发热、便血、脱水（口渴明显、眼凹、烦躁、精神差）等症状时，建议及时就医。

第六十四问

● ● ● ● ● ● ● ● ●

疫病后多久可以运动？

　　随着疫情的终结，越来越多的人认识到运动对健康的重要性，并迫切地想要恢复运动。网传感染疫病转阴后自觉没什么症状就可以马上运动，这个观点对吗？怎样运动才能避免"病毒性心肌炎""血栓"这样的并发症呢？

转阴后马上运动行不行？

　　明确的回答是不建议。疫病对身体造成的影响需要一定的时间才能消除，一些症状在康复期也可能会持续存在或反复出现。因此，转阴后需要适当休息，等待身体状况逐渐好转。对于没有基础疾病的普通人群，运动要满足两个必备条件：一是感染疫病后休息 7~10 天；二是运动前 7 天没有任何症状。具有基础疾病或素体虚弱的人群，要根据自身情况延长休息时间以保障健康。

怎样避免疫病后运动并发症？

科学地恢复运动，能最大程度地避免"病毒性心肌炎""血栓"等并发症。大致分为 5 个阶段。

第一阶段，感染休息期，请休息 7~10 天。在这个阶段可以逐渐恢复日常生活，做些轻松的家务活，直到在呼吸没有任何不适下能毫不费力地走路 500 米。随着身体的日渐恢复，在此阶段的最后 3 天可做一些简单的拉伸运动和呼吸训练，例如太极拳的上步七星式、八段锦的两手托天理三焦等。

第二阶段，轻微锻炼期，4~7 天。在此阶段请保证不适症状已经消失至少 7 天。此时你可以尝试进行快走、瑜伽、全套太极拳或八段锦等，注意不要让心率超过最大心率的 70%（最大心率为 220 减去你的年龄），并且运动时间不要超过 15 分钟。

第三阶段，中等强度期，约 7 天。随着身体的适应，这一周可逐渐增加训练时间到 30 分钟，心率不超过最大心率的 80%，运动方式可选择上下楼梯、间歇慢跑、舒缓健身操、小重量抗阻力训练等。

第四阶段，协调功能训练期，约 7 天。以自己喜欢的有氧运动与抗阻力训练相结合，有氧运动的训练时间可延长到 45 分钟，使训练疲劳程度恢复至感染前水平。

第五阶段，恢复正常训练。回归原有的运动日常。

如果在任一阶段有身体不适，请立即退回前一阶段。没有运动基础的患者，请谨慎选择抗阻力训练。此外，在运动过程中需要密切监测身体状况。若出现头晕目眩、恶心、胸口疼痛、心悸、心动过速、心率恢复时间长、呼吸急促、晕厥、四肢肿胀、视力丧失等症状，应立即停止运动。若 24 小时内症状缓解，则重新评估自己的身体，从第一阶段重新开始；若停止运动，症状在 24~48 小时内仍未缓解，请立即就医。

中医运动调护

中医提倡适度运动，以微汗为佳。保持阳气不消耗，全身气血运行略微加速，调和脏腑阴阳平衡，增强免疫力。像中老年人以及素体虚弱的人，过度运动可能会损伤身体阳气，反而对健康不利。建议此类人群选择八段锦、太极拳、五禽戏等舒缓、轻柔的健身功法强身健体。另外在进行运动时，我们应该神态从容，摒弃杂念，顺应自然，保持自然的呼吸和平静的心态，做到动于外而静于内，以运动为主练，以静心调神为主养，达到身体和内心的双重协调和提升。

第六十五问

疫病后味觉减退怎么办？

　　味觉是重要的人体化学感官之一，影响我们对食物的摄入与选择。味觉减退虽然不致命，但易导致食欲不振、体重减轻、营养不良，严重时甚至影响身心健康，使生活质量降低。有研究显示，疫病早期味觉减退的发生率高达 70%，随后自行恢复，而部分患者味觉减退症状则长时间存在。网传的"以毒攻毒"唤醒法可取吗？如何改善味觉减退呢？

"以毒攻毒"的唤醒法可取吗？

　　在社交媒体平台中，有部分味觉减退的患者，采取如咀嚼柠檬、口吞芥末、猛喝酱油或醋，甚至吃鲱鱼罐头或喝白花蛇舌草水等方法刺激味觉系统，试图以此唤醒味觉。然而，这种"以毒攻毒"的唤醒法不仅对味觉没有起到"唤醒"作用，反而导致胃部不适。因为这种刺激性的食物，会损伤消化道的黏膜，若患者本身存在消化道疾病如消化道溃疡，还可导致胃肠消化功能紊乱，不利于溃疡愈合，甚至加重病情。因此，这种

"以毒攻毒"的唤醒法是不可取的。

疫病后味觉减退恢复六法

（1）生活调养：改善口腔卫生，有效去除舌背生物膜，能改善口腔异味，也对味觉感知恢复有帮助。可每天按时刷牙2次，维持口腔卫生。

（2）做舌体操：先用舌尖舔内侧牙龈，从左至右，由上至下，共8圈。然后再用舌尖舔外侧的牙龈以及两颊侧黏膜，顺序同上，共8圈。最后张大嘴巴，伸出舌头，舌尖向前、向上，使舌根有拉伸感，舌不能再伸长时，把舌缩回口中，以上共做8次。舌体操可刺激味蕾，增强味觉功能。

（3）穴位按摩：健脾养胃的第一穴——足三里，位于小腿外侧，外膝眼下3寸，是人体保健的重要穴位。经常按揉此穴能调理脾胃、补中益气、通经活络、扶正祛邪。另外，足内侧缘第一趾关节后下方赤白肉际凹陷处，有一太白穴，经常按摩此处能较好地补充脾经经气的不足，提高味觉功能。

（4）饮食建议：尽量避免长期在外就餐和偏食，少吃速食和泡饭，多食含锌量较高的食物，如牛肉、豌豆、小麦、鱼干、蛋黄、坚果等。另外花生中富含亚油酸、锌等营养素，多嚼花生对维持味觉正常功能有重要作用。

（5）药膳调护：疫病后味觉减退可予药膳方茯苓薏苡仁山药粥。取粳米100克、山药50克、茯苓粉30克、薏苡仁30克，先将粳米、薏苡仁、山药放入砂锅，加水适量，煮至半熟，再加茯苓粉，搅拌均匀煮熟即可。茯苓健脾护肝，宁心安神；山药、薏苡仁合用益肺健脾养胃。此粥安和五脏，可促进机体气血平和，建议空腹食用。

（6）精神调养：调摄精神，促进机体气血平和，有助于味觉快速康复。努力想象愉悦的画面以调整心态；利用放松训练以调整自我情绪；通过五行音乐疗法平和气血，调畅情志；改变生活环境和生活方式以摆脱不良因素。

预防调护

（1）日常饮食中应该限制糖分和盐分的摄入，每天摄入 6 克左右盐分和 25 克糖分即可，调味料不能放太多，保持口味清淡。

（2）减少摄入甜味饮料。日常尽量多喝白开水或绿茶，减少甜味对味蕾的影响。

（3）如果超过 1 个月，味觉减退症状没有任何改善甚至加重，建议及时到医院就诊，查明原因，并在专业医生指导下治疗。

第六十六问

●●●●●●●●●

疫病后视力下降怎么办？

视力下降是疫病后最为常见的眼部症状之一。疫病期间，随着工作压力增加、环境变化、用眼不当、学习方式的改变等因素的影响，不少人的眼睛亮起了"红灯"，疫病后青少年的视力问题更是"雪上加霜"。

疫病后为何会视力下降？

中医学认为，五脏中肝与眼的关系最为密切，肝气通于目，目以血为本，目中之血的充盈、调达与否将直接影响目的视瞻功能。疫邪具有火热性质，易致体内津液耗损，或温病日久，邪热损及肝肾，耗损全身阴液根本，阴血滋润濡养作用下降，进而导致视力下降。

疫病后视力下降应该如何改善呢？

预防疫病后带来的眼部不适与视力下降，最重要的是平时加强自身防护，坚持视力训练，同时保证充足的睡眠，增强有护眼功效的营养物质的摄入。

（1）视力训练

第一步，暖眼法。可选择手掌暖眼、毛巾热敷、蒸汽眼罩等。每次保持 4~5 分钟，每天 3~5 次。

第二步，眼部按摩。刺激眼睛周围的保健穴位。轻闭双眼，脸部肌肉放松，用手指关节或指腹轻轻按揉穴位。按摩顺序：精明—攒竹—鱼腰—丝竹空—太阳穴—瞳子髎—承泣—四白（定位：眼内角略上方—眉头凹陷中—眉毛正中—眉梢外侧凹陷—眉梢与目外眦连线往后一横指—目外眦外侧 0.5 寸凹陷中—瞳孔直下眼球与眼眶之间凹陷处—瞳孔直下 1 寸凹陷处）。每个穴位按揉 10 下，每天 2 次。

第三步，改善视力操。脖颈和眼睛同时运动，刺激血液循环。视力操步骤：点点头（下颌贴近胸骨）—仰仰头（头部后仰达个人极限）—侧侧头（耳朵尽量贴近肩部）—转转头（右耳向右肩靠近尽量达到极限，左边同上）。每个动作重复 2 次。

第四步，手指按摩。大拇指上有明眼、凤眼、太空骨 3 个保健穴位，分别位于拇指背侧指横纹掌侧缘、桡侧缘以及中点。经常揉按此三穴，可有效改善眼部疲劳、视物模糊等症状。

（2）运动建议：中老年人可尝试散步、拉伸、慢跑、打太极拳等；年轻人可考虑各种户外球类运动，如网球、羽毛球、乒乓球、足球等，以此促使睫状肌不断运动，从而达到视力保健的作用。高度近视患者则不宜剧烈运动以免发生视网膜脱落。

（3）饮食建议：合理搭配饮食，十字花科蔬菜、海藻类、豆芽、富含硫化物的食物、浆果等都是入肝之品。疫病后视力下降可多吃养肝明目的食物，如菊花、胡萝卜、黄花菜、枸杞子、芹菜、番茄、猪肝、南瓜、大枣、菠菜等。此外，韭菜炒鸡肝、清炒豌豆苗、西蓝花炒胡萝卜等护肝菜肴也是不错的选择。

（4）药膳调护：疫病后眼部不适、视力下降，可予药膳枸杞叶猪肝汤。枸杞叶50克、枸杞子15克、猪肝150克、生姜3片，一同入砂锅煮汤食用。方中枸杞叶和枸杞子清肝养肝、疏泄气机；猪肝以形补形，养肝血、柔肝阴，促进人体气血津液恢复；生姜温中散寒。此汤适合各种体质人群，但因猪肝胆固醇含量较高，建议血脂、尿酸高以及痛风患者不宜食用。

预防调护

（1）养成良好的用眼习惯，切忌"目不转睛"。多眨眼，不要长时间盯着电子屏幕；不要关灯或侧躺玩手机；不要习惯性眯眼看东西。

（2）午后强光出门时，佩戴一副太阳镜，能起到很好的护眼作用。

（3）青少年应该定期检查视力；成年人应该定期接受眼部健康体检。

（4）视力下降症状加重时，建议及时到眼科就诊咨询。

第六十七问

疫病后抑郁怎么办？

　　疫病后你是否存在情绪低落，思维变慢，兴趣、愉悦感下降的情况？是否伴随头痛、头晕、疲劳、乏力、睡眠紊乱、食欲下降等症状？如果有以上症状就要注意了，你可能处于抑郁状态。

　　抑郁状态属于中医学的"郁病"范畴。《黄帝内经》中有"木郁达之，火郁发之，土郁夺之，金郁泄之，水郁折之。然调其气，过者折之，以其畏也，所谓泄之"的记述。郁病的基本病机为情志不遂、肝气郁结。病位主要在肝，可涉及心、脾，久延及肾，或素有脏腑虚弱，容易诱发加重潜在疾病。所以及时治疗抑郁，可有效地帮助疫病后的患者恢复，并预防潜在疾病的发作。

运动可缓解

　　运动可使抑郁症患者的注意力得到转移、情感得到发泄、紧张焦虑感得到缓解，对抑郁症有较好的辅助治疗效果。研究表明，运动时大脑分泌的内啡肽是一种类似吗啡功能的生化物质，能给人欣快感，对减轻心理压力有独特作用。

有氧运动是抑郁症治疗最常选用的运动类型，运动形式有散步、跑步、走跑交替、蹬功率自行车、力量练习、全身拉伸练习、太极拳、八段锦、五禽戏等。每周3次中等强度的有氧运动，持续至少9周，对抑郁症的症状改善效果明显。

音乐有帮助

中国传统文化普遍认为，音乐能治疗心理及生理疾病。欧阳修在《送杨寘序》中记述了自己早年抑郁致疾后习琴治愈的经历，认为"欲平其心以养其疾，于琴亦将有得焉"。音乐有调节情绪的作用，可改善患者的抑郁情绪，增强主观意志活动，调动患者的积极性，激发患者的情绪，提高应激能力。在心灵感到空虚时，可听贝多芬的《命运》，博克里尼大提琴《A大调第六奏鸣曲》，日本歌曲《拉网小调》。在忧愁时，可听西柳贝丝的《悲圆舞曲》，莫扎特的《b小调第十四交歌曲》。忧愁渐渐消除时，再听格什文的《蓝色狂想曲》，中国民乐《光明行》。音乐对抑郁情绪的作用机制表现在生理和心理两方面。生理方面，音乐可抑制肾上腺素和去甲肾上腺素的分泌，诱导外周生成和释放一氧化氮，还可上调疼痛患者的内啡肽水平，下调正常人的内啡肽水平，上调褪黑素的水平，从而改善睡眠质量，缓解抑郁情绪。

针灸可治疗

采用调神疏肝法，以辨病取穴为主，辅以辨证取穴和对症取穴，根据病情轻重程度确定。

干预时机：针灸治疗抑郁症主要在急性期，旨在改善症状，减轻抗抑郁药不良反应；巩固期和维持期施针灸治疗，旨在防止复发。

选穴处方：主穴选印堂、百会，配穴选神门、内关、风池、合谷、太冲。每周治疗 3~5 次，4~6 周为 1 个疗程。

中医可调理

中医治疗抑郁症主要采取辨证施治的方法，如心脾两虚治宜健脾养心，肝虚气滞治宜温胆养肝，脾肾阳虚治宜温补脾肾等。

心脾两虚治宜健脾养心、理气解郁。其症状表现为在情感抑郁等症状的基础上，兼见心悸易惊，失眠健忘，自觉思维迟钝，工作或学习效率下降，有自责自罪及疑病倾向，消极缄默，倦怠乏力，腹胀便溏，或口干便结，舌淡苔白，或边有齿痕，脉细弦或细缓。

肝虚气滞治宜温胆养肝，以理气解郁为主。其症状表现为情感抑郁，悲观失望，忧心忡忡，兴致索然，面容愁苦，沉默寡言，其情感变化有昼重夜轻的特点（如白昼抑郁，入夜稍缓或兴奋，甚或判若两人），可伴有两胁不适或胀满，失眠多梦，容易疲倦，纳呆少食，舌苔薄白，脉弦细或虚弦。

脾肾阳虚治宜温补脾肾，以养肝解郁为主。其症状表现为在情感抑郁等症状的基础上，兼见嗜卧少动，惊恐多疑，自责自罪，甚至有轻生厌世的意念或行为，消瘦乏力，腹胀便溏，舌淡胖，边有齿痕，苔白或滑，脉沉细或兼弦滑。

当你出现抑郁的症状，千万不要不当一回事，积极地寻求医生的帮助，永远是一个不错的选择。

第六十八问

疫病后烦躁易怒怎么办？

疫病之后，人们身体虽逐渐恢复，但仍然难免会产生一些诸如紧张、恐惧、焦虑、烦躁易怒等负面情绪，影响着工作与生活。

暴怒易伤肝

中医学认为，善怒主要与肝有关，表现为肝郁气滞、肝火上炎、脾虚肝乘三种证候。人处于气愤愁闷状态时，可致肝气不畅、肝胆不和、肝部疼痛。除此之外，气愤至极可使大脑思维突破常规活动，使人做出鲁莽或过激举动，反常行为又可对大脑中枢的形成恶劣刺激，使气血上冲，甚至导致脑出血。生气时由于心情不佳，难以入睡，还会致使白天神志恍惚，无精打采。

愤怒也能控

（1）倾诉：倾诉是目前人们缓解心理压力非常好的一种

方式，尤其适合女性，很多人之所以长时间存在着心烦气躁的情况，就是因为心理压力过大。如果此时有一个知己能听你诉说，你会得到些许安慰，觉得至少这个世界并不是你一个人在战斗。倾诉可以让人们把心里面的压力全部倾倒出来，倾诉后心中自然就会痛快很多。

（2）通过运动发泄情绪：如果出现了心烦易怒的情况，建议在日常生活中合理地进行运动。运动是一种很好的情绪发泄途径，通过消耗体能，从而达到消除烦躁的目的。适当做运动对调理心烦气躁的症状有非常显著的作用。这是因为在进行运动相关的活动时，人们往往注意力较为集中，需要全身心投入运动当中，所以不会想太多与运动无关的事情，比如造成心烦气躁的一些小事等。而且运动的时候，整体环境较为轻松愉悦，可以调整改变人的心境。运动方式包括太极拳、瑜伽、五禽戏等。

（3）中医药调肝养肝：中医将容易发怒称为"善怒"，将其归于疾病的范畴。中医学认为，善怒主要与肝有关，表现为肝郁气滞、肝火上炎、脾虚肝乘三种证候。传统的精神养生法对克服不良情绪有很好的效果，可通过自身的调节而平息怒气，但当情绪特别激动时，也应该通过异地发泄、理智消解、转移注意力等方法来消除怒气，使心情得以平静。

1）肝郁气滞宜疏肝：肝郁气滞的症状表现为频频叹气、胸胁胀痛或串痛等。其病因多为郁闷、精神受到刺激或有精神创伤史。对策：首先要通过精神养生的方法来调节神志和情志，并针对病因采取疏导的方法来进行治疗。饮食上可多吃些具有疏肝理气作用的食物，如芹菜、蓬蒿、西红柿、萝卜、橙子、柚子、柑橘、香橼、佛手等。

2）肝火上炎宜平肝：肝火上炎的症状表现为睡眠多梦、目赤肿痛、口苦口渴。其病因多为肝气久郁，或吸烟喝酒过度，或过食甘肥辛辣之物。对策：除戒烟限酒、忌食甘肥辛辣的食品外，要多吃清肝泻热的食物，如苦瓜、苦菜、西红柿、绿豆、绿豆芽、黄豆芽、芹菜、白菜、包心菜、金针菜、油菜、丝瓜、李子、青梅、山楂及柑橘等。

3）脾虚肝乘宜治脾：脾虚肝乘的症状表现为身倦乏力、食少腹胀、两胁胀痛、大便稀溏等。其病因多为脾气虚弱，肝气太盛，影响脾的运行功能。对策：要以健脾理气为主，饮食上应多吃一些有健脾益气功效的食物，如扁豆、高粱米、薏苡仁、荞麦、栗子、莲子、芡实、山药、大枣、胡萝卜、包心菜、南瓜、柑橘、橙子等食物。

（4）接受医生心理辅导治疗：当情绪无法宣泄时，可以考虑咨询心理医生。因为心烦气躁也有可能是精神压力过大，但是无法排解不良情绪，或者心理状态不稳定造成心理失衡所致。如果长时间处于心烦气躁的状态，肯定会对正常的学习、生活以及工作造成极大的不利影响。在这种情况下，可以通过心理医生的开导来排解不良情绪，并找到问题的根源，根据医生的意见和建议积极调整自己的心态，平复心情。

第六十九问

疫病后还会二次感染吗?

疫病后二次感染有两种情况,一是再次接触疫气后染病;二是余邪未除,劳食诱发,疾病"死灰复燃"。

"养慎"和"瘥后劳复"

张仲景在《金匮要略》中明确提出"养慎观",即内养正气,外慎"邪风"。"正气"是指机体抵御病邪的能力,正气足,邪气则无法入侵。所以即便完全康复,也不要盲目自信,如果某段时间你的正气不足,又正好接触到疫气,或者疫病大规模暴发,都有二次感染的可能。

正气在战胜外邪的过程中会不断耗损,所以人在大病后,常感觉体虚乏力。如果养护不慎,就会出现"瘥后劳复"。"瘥"是指症状消失,但病情尚未恢复,正气虚损的阶段,也就是西医所说的"少量病毒残留"。"复"即复病如初。疫情大规模暴发时,大众难免"多思多虑",导致肝胆气郁,郁久化火,余邪复燃,张仲景称此为劳复。或者大病之后,脾胃尚虚,饮食不当，也会导致疾病复发。

中医防"易感"，养好肺脾肾

疫气最先侵犯我们的呼吸道，直接损伤肺脏。脾和肾决定了正气的充足与否，与痰饮等病理产物的产生有很大的关系。如果疫病康复后还有些咳嗽，出汗较多，容易感冒——这是肺气虚弱的表现，可多食黄芪、杏仁、燕窝、大枣、甘蔗、鲢鱼、粳米等；如果有轻微倦怠乏力，容易腹胀，属于脾气虚弱，可多食白术、茯苓、豆腐、木瓜、莲子、薏苡仁、鲫鱼、白扁豆等；如果出现神疲乏力，记忆力下降，女性白带清稀的话，属于肾气虚弱，可多食栗子、牛肉、豇豆、黄精、黑豆、黑芝麻、核桃等。上述症状如果较为严重或频繁持续出现，还需及时就医，防止病情加重。

平常可以选择按揉或艾灸中脘穴（任脉上，脐上 4 寸）、气海穴（任脉上，脐下 1.5 寸）、关元穴（任脉上，气海穴下 1.5 寸）、足三里（髌骨右侧凹陷下 3 寸，胫骨外一横指处），再搭配背上的肺俞、脾俞、肾俞，能补肺益气，温肾健脾。每个穴位灸 10 分钟或按摩 20~30 下，坚持每天 1 次。

苏轼的"芡实养生法"

宋代苏轼有一个养生习惯，将煮熟的芡实放入口中，缓慢含服，直到满口唾液，再慢慢咽下。芡实入脾、肾二经，其补虚作用类似山药，但山药兼补肺阴，所以日常用芡实、山药、粳米煮粥，也可以平补肺、脾、肾三脏。肺为气之主，脾为气之源，肾为气之根，补充好肺、脾、肾三脏之气，备好"粮草"，才能充分迎战。正气充足，防护得当，就能防止再度感染！

第七十问
· · · · · · · · ·

疫病后会长出肺结节吗？

经历一轮又一轮的疫情高峰后，越来越多的人在新型冠状病毒感染康复后的体检中查出了肺结节，不少人担心，这是不是新型冠状病毒感染的后遗症？其实上，任何肺部的炎症感染导致肺损伤后，都有可能形成肺结节。

肺结节的中医认识

肺结节没有对应的中医病名，临床上多根据其症状表现，把它归属于"积聚""痰核""肺积""咳嗽""虚劳"等范畴。其发病主要是因为六淫邪气侵犯、饮食失节、劳逸过度、情志不畅及先天禀赋不足等导致脏腑功能失调，气血津液不能正常运行而积聚，形成"毒"等病理产物，互结于肺中，久而形成结块。

别慌！肺结节不等于"癌"

95% 的肺结节为良性结节，早期多无明显症状。很多人在感冒或者肺部感染症状消失后，就认为病好了，之后如果没有及时检查肺部 CT，就不会知道自己可能已经长了肺结节。所以疫病后查出来的肺结节可能是之前就有的，也可能是这次感染新生的，多为炎性结节。炎性结节通过治疗会随之消失，或转为非炎性结节。本身有肺癌家族史、先天禀赋不足的患者，其肺结节更易发生恶性病变。

磨玻璃结节不是最磨人的

大家很害怕磨玻璃结节，其实，实性结节的良恶性比磨玻璃结节更难判断。恶性的实性结节，恶性程度更高，进展更快。而磨玻璃结节一般是惰性结节，可以长时间随访、定期复查。我们要警惕混杂密度磨玻璃结节，尤其是直径 > 8 毫米的结节，或在随访中发现实性成分增大、密度增高的结节。

疫病后肺结节"防"重于"治"

首次发现肺结节，如果恶性可能性大，医生会建议尽早手术。如果良恶性一时不好判断，建议应用抗生素治疗，并根据结节大小，按照医生要求定期复查肺部低剂量 CT，防患于未然。一般直径 < 5 毫米的结节，建议 1 年复查随访；直径 5~8 毫米的结节，建议 6 个月复查随访；直径 > 8 毫米的结节，建议 3~6 个月复查随访，恶性可能性大的结节应完善增强 CT 或 PET-CT 检查。如果在复查的过程中，结节的大小、形态、密度发生了变化，一定要及时找医生就诊，对结节进行评估和治疗。

对于早期无症状肺结节，西医尚无有效治疗方法，症状出现时多为进展期或者晚期。而中医辨证诊断后，在早期以补益正气为主，兼以"行气、祛痰、活血、解毒、攻积"，对促使结节变小、降低肺癌病死率、提高中晚期患者生存质量有积极意义。

另外，在生活中我们要积极远离外在的发病因素。不光是躲避六淫邪气，还要戒烟，远离有毒雾霾、烟雾和粉尘。千万不要谈"结"色变，保持舒畅愉悦的心情，定期体检，动态复查，积极防治。

第五章

千奇百怪类感冒，正确区分是王道

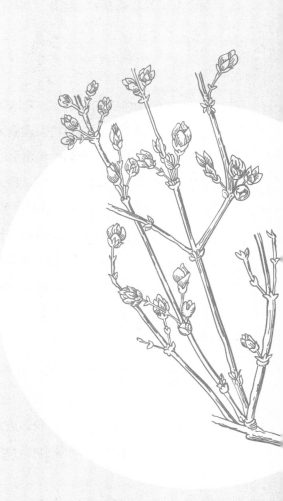

第七十一问

• • • • • • • • • •

怎么区分上呼吸道感染与流行性感冒？

上呼吸道感染简称上感，它既可以简单地被认为是日常的普通感冒，又可以被认为是由扁桃体炎、咽炎、喉炎等所构成的一组疾病。在这些疾病中最常见、发病率较高且与我们生活息息相关的疾病要数普通感冒。普通感冒全年皆可发病，平均每人每年发病 2~4 次，以冬春季节为发病高峰期。普通感冒需与流行性感冒相鉴别。流行性感冒简称流感，具有较强的传染性，同样以冬春季节为发病高峰期，常见的易感人群有妇女、儿童、老人等，常在人群密集的地区流行、暴发。普通感冒与流行性感冒常出现相似甚至相同的症状，我们应该怎样区分呢？

从病因以及细节症状区分

普通感冒指因淋雨、受凉、气候变化、过度劳累、饮食生冷等诱发，或因久病年老，身体虚弱，正气不足难以抵抗邪气而发病。主要是由鼻病毒引起，也可因柯萨奇病毒、冠状病毒、副流感病毒、埃可病毒、呼吸道合胞病毒等引起。冬春季节气温较低，温差较大，常为发病高峰期。以卫表及鼻咽部症状为主，如恶寒、发热、喷嚏、鼻塞、流涕，或咳嗽、咽痛、咽干、咽痒等。症状表现多局限在鼻腔、咽、喉三大部位。

而流行性感冒分为"甲流""乙流"与"丙流"，以"甲型H1N1流感"最为常见。与普通感冒比较，流感既有许多相似症状，但也有部分细节症状上的差别。流行性感冒初期症状较轻，症状表现与普通感冒类似，常见症状如畏寒、鼻塞、流涕、咽痛、咽干等。随着疾病发展，流行性感冒患者会出现高热，体温可达 39 ℃~40 ℃，伴乏力、食欲不振、肌肉酸痛等全身症状，部分患者可伴胃肠道症状如恶心、呕吐、腹泻等。总而言之，普通感冒病情较轻，全身症状不明显，少见重症，气候变化时发病率明显升高，但无明显流行性。流行性感冒病情较重，全身症状显著，发病急，易出现病毒性肺炎、继发细菌性肺炎、急性呼吸窘迫综合征、休克、心血管和神经系统等多种急危重症。流行性感冒还具有广泛的传染性、流行性，在一定时期、一个地区或一个集体内可出现发病率猛增。

疾病不可怕，预防来支招

日常生活中我们要积极预防上呼吸道感染，主要措施有：防寒保暖；保持良好的上呼吸道卫生习惯；咳嗽或打喷嚏时，用纸巾、毛巾等遮住口鼻；讲究个人卫生，勤洗手，避免脏手接触眼睛、口鼻；均衡饮食、适量运动、充足休息等。

接种流感疫苗是预防流行性感冒的最佳方式。由于每年流行的流感病毒毒株不完全相同，且接种疫苗后产生的保护性抗体在体内留存时间不等，短的只有 6~8 个月，因此，需要每年接种与当年流行的流感毒株匹配的流感疫苗，确保有效防御流感病毒。流感流行季节，应避免近距离接触流感样症状患者，避免去人群聚集的场所。出现流感样症状后，应居家隔离观察，不带病上班、上课，接触人群时应佩戴口罩，减少疾病传播。若确诊发病，应及时就医。

第七十二问

怎么区分上呼吸道感染与疫病？

　　疫病作为历史悠久的一类病，在中华五千年历史长河中暴发的次数不在少数，历朝历代也都有关于疫病的详细记载。疫病与上呼吸道感染一样作为一种常发的疾病也常常成为人们茶余饭后的谈资，成为人们生活中关注的焦点。那么疫病究竟是怎样一种疾病呢？它与上呼吸道感染又有什么联系？我们怎样才能将疫病与上呼吸道感染区分开来？下面由我来带你们一探究竟。

　　简单来说，疫病与现代医学所说的急性传染病较为相似。疫病的种类多种多样。现代医学根据疫病的传播途径、病变部位等将疫病分成了各种类型，其中部分呼吸系统疫病可出现与上呼吸道感染相似的症状，如流行性感冒、新型冠状病毒感染、百日咳等，我们需加以区分，以免耽误治疗。那么我们可以从哪些方面进行区分呢？

从病因病机方面进行区分

早在明朝时期吴又可就得出了"夫温疫之为病，非风、非寒、非暑、非湿，乃天地间别有一种异气所感"的认识。与上呼吸道感染为感受风寒、风热等六淫邪气所致病不同，疫病发病是由疫疠之气侵袭人体所致。疫疠之气是指具有强烈传染性的病邪，即现代医学的传染性病原微生物。所以疫病与上呼吸道感染的发病病因是我们区分两者的要点之一。上呼吸道感染一般是以受凉、淋雨或降温为诱因，导致人体防御功能减弱，外邪乘虚而入，致卫表不和而发病。而呼吸系统疫病的类型不同，引起发病的疫疠之气也不同，如新冠肺炎是由于感染新型冠状病毒，流感是由于感染流感病毒，而百日咳是由于感染百日咳杆菌等。此外疫病发生时一般会是大规模暴发，在一定时期、一个地区、一定人群中出现症状相似、数量较多的病例。发病者一般会有疫病病人接触史或疫病流行地区的旅居史。

从症状方面进行区分

除了发病原因不同，呼吸系统疫病与上呼吸道感染在症状上也各有差异。不同呼吸系统疫病在症状上有自己独特的症状表现。如新型冠状病毒感染在发病初期可表现为发热、乏力、干咳、嗅觉减退等症状，随着病情的加重可出现呼吸困难、胸闷、休克等情况，部分患者还伴有味觉丧失、恶心、呕吐、腹泻、眼睛疼痛。与上呼吸道感染的鼻咽部症状相比较，新型冠状病毒会对人体更多系统造成损伤，症状表现更为多样。百日咳虽也有咳嗽症状但也有自己的特点。百日咳发作时一般临床表现为阵发性痉挛性的咳嗽，咳嗽终末出现鸡啼样的吸气性喉声，有逐渐加重的趋势。总体而言，疫病是一类极具特色的疾病，它具有传播速度快、传染性强、传变较快、致死率高、易造成社会恐慌等特点。

疫病预防小贴士

那么在生活中我们如何能有效地防止自己感染疫病呢？最有效的措施即切断疫病传播途径，避免与疫病患者接触或到疫病高发地区旅居。中医学中有治未病一说，即对有可能发生的疾病采取预防措施，提前防止疾病发生。对于预防疫病，我们可以做到以下几点：

（1）在日常生活中我们应当在传染病流行期间，尽量不去参加大型聚会或集体活动，不到人员密集的场所去，远离传染病患者。

（2）外出时戴好口罩，保持良好的个人卫生习惯，勤洗手，打喷嚏时用纸巾掩盖住口鼻，打喷嚏后立刻洗手，用干净的毛巾或纸巾擦干，不与他人共用毛巾。

（3）保持室内空气流通，经常通风换气，经常打扫室内卫生，勤晒衣服和被褥等。

（4）强身健体，在户外适当地锻炼身体，增强身体的免疫力。生活作息规律，保证充足的睡眠，注意饮食卫生和均衡。

（5）根据天气变化增减衣物，随时保暖。

（6）对于部分疫病，现代医学有疫苗来进行针对性预防，根据自身情况接种相应的疫苗是非常有效的预防疫病的手段。

疫病虽如洪水猛兽，但是我们亦有结实的身体与完整的防控策略与之对抗。疫病来时不恐慌，防护到位生活棒！

第七十三问

● ● ● ● ● ● ● ● ● ●

怎么区分上呼吸道感染与急性支气管炎？

说到以咳嗽为主要症状的疾病，人们或许会联想到很多，但大部分人脑海中想到的第一个疾病可能会是上呼吸道感染。那么在生活中还有哪些常见疾病以咳嗽为主要症状呢？这就不得不提及另一种以咳嗽为主要表现的疾病——急性支气管炎。急性支气管炎也是我们日常生活中常见的疾病之一，它与上呼吸道感染有着千丝万缕的联系。在日常生活中我们应该怎样区分上呼吸道感染与急性支气管炎，用怎样的治疗方式对症治疗这两种疾病呢？

症状差异辨二病

虽然上呼吸道感染与急性支气管炎会出现很多相似的症状，但是与上呼吸道感染的病位为鼻、咽、喉炎症不同，急性支气管炎是病毒或细菌等病原体作用于支气管产生的炎症。所以随着病情的发展，急性支气管炎也会出现自己特有的症状，只要我们抓住这两种疾病的不同症状，就可以很好地区分两者。

首先，急性支气管炎多继发于上呼吸道感染之后，所以急性支气管炎初期的症状与上呼吸道感染极为相似，都会出现鼻塞、流涕、喷嚏、寒战、咽痛等鼻咽部或者卫表的症状，但普通感冒的病程一般为 5~7 天，而急性支气管炎的病程有 2~3 周之久。

其次，随着疾病的发展，急性支气管炎的咳嗽症状会加重，呈阵发性剧烈咳嗽。并伴有咳痰，刚开始时咳痰量较少，且黏稠较难咳出，后期痰量则会增多，甚至出现脓性痰。部分患者还会伴有胸骨后烧灼样痛，并在咳嗽时加重。如果急性支气管炎后期症状仍不能好转，病情继续加重，可出现喘息、呼吸困难，严重时会出现嘴唇青紫等发绀的表现，这时有可能出现急性呼吸衰竭，危及生命。

做好防护远离疾病

那么在生活中我们怎样才能避免急性支气管炎的发生呢？我们可以根据急性支气管炎的病因来采取预防措施。

首先，急性支气管炎由于是感染病毒或细菌致病，因此具有一定的传染性，所以在日常生活中我们要养成良好的生活习惯，外出时戴好口罩，做到勤洗手，注意个人卫生。

其次，急性支气管炎是一种好发于冬季的疾病，由于冬季气温较低，人体的抵抗力下降，容易发生感染。所以在日常生活中我们应当注意防寒保暖，积极锻炼身体，饮食健康，作息规律，保证自己有强健的体魄来抵抗外邪。

最后，生活中的一些行为或物质也可诱发或加重急性支气管炎，比如吸烟、粉尘等。所以要戒烟并注意远离粉尘、烟雾等刺激性气体。

急性支气管炎并不可怕，只要我们注意生活卫生，养成良好的生活习惯，做好适当的防护，就能有效地避免它的发生。

第七十四问

怎么区分上呼吸道感染与急性扁桃体炎？

急性扁桃体炎是一种以咽喉部症状为主的疾病，它与上呼吸道感染一样是我们生活中较为常见的疾病。出现上呼吸道感染时也可能会有一系列咽喉部的症状，与急性扁桃体炎的咽喉部症状较为相似，那么我们应该怎样区分上呼吸道感染与急性扁桃体炎呢？

病因区分是首要

急性扁桃体炎，从病名上理解就是扁桃体由于各种原因出现急性炎症的一种疾病。那么引发它的原因是什么呢？最常见也是最重要的原因是细菌或病毒的感染，常以细菌为主，由于人体口腔与外界相通，因此在我们的口腔内存在着多种细菌或病毒。当人体机能正常时，这些细菌或病毒并不能突破免疫系统的防御；而当机体抵抗力由于多种原因骤降时，细菌会迅速增殖，从而引发炎症。常见的抵抗力下降的原因有：寒冷、潮湿、过度劳累、体质虚弱、烟酒过度、有害气体刺激等。而上呼吸道感染则是以抵抗力下降，感染病毒为常见原因。急性扁桃体炎多由慢性扁桃体炎急性发作而来，所以急性扁桃体炎患者多有慢性扁桃体炎病史。

细节症状把病分

上呼吸道感染的症状有恶寒、发热、鼻塞、流涕、喷嚏、咽干、咽痛等。那么急性扁桃体炎的症状又有哪些呢？急性扁桃体炎起病急，也有恶寒、发热等表证，但急性扁桃体炎的发热多为高热，体温常可达 39 ℃~40 ℃，与上呼吸道感染所出现的低热或者不会发热有所区别。急性扁桃体炎好发于儿童与青年人，会出现呕吐或昏睡、食欲不振、便秘、全身酸困等全身症状，尤其是幼儿可因高热而出现抽搐。急性扁桃体炎相较于上呼吸道感染而言全身症状较为显著，就局部症状而言，急性扁桃体炎的咽痛症状比上呼吸道感染所出现的咽痛症状更加明显、严重，吞咽时咽痛症状尤甚，剧烈者可放射到耳部。儿童可因扁桃体肥大而影响呼吸，妨碍其睡眠，夜间出现惊醒不安的情况。也可从体征上判断急性扁桃体炎，其常见的体征有：扁桃体肥大充血、面颊红赤、口有臭味、淋巴结肿大或有触痛等。

患病莫轻视

急性扁桃体炎因具有典型的临床表现，故较容易辨别。患病时应该以休息为主，不可太过劳累，多饮水，保持大便通畅，清淡饮食，可进流食或软食，经过药物治疗，一般预后良好。但急性扁桃体炎中有一种特殊类型，即急性化脓性扁桃体炎，亦为细菌感染引起，以扁桃体脓性渗出物为主要特征，该类型若不积极治疗，可引起中耳炎、颈淋巴结炎，也可发生全身并发症，如风湿热、急性肾炎等。因此，建议患者发病后前往医院就诊，及时有效地制订有针对性的抗感染治疗方案，避免病情加重且出现并发症。对于已经有并发症或慢性倾向的患者，可在急性炎症消退后行扁桃体切除术。

第七十五问

● ● ● ● ● ● ● ● ●

怎么区分上呼吸道感染与慢性咽喉炎？

慢性咽喉炎是一种慢性感染导致的弥漫性咽部病变，多发于成年人。据流行病学统计，我国约 21% 的人曾有过慢性咽喉炎病史，每年慢性咽喉炎的患病率为 0.3%。如果咽喉长期或反复肿胀，影响进食，刺激食管支配神经，患者会出现呃逆、心下痞等症状，严重者还会出现全身性疾病如肾小球肾炎、腮腺炎等。上呼吸道感染与慢性咽喉炎都有咽喉部症状，如咽干、咽痒、咽痛等。那么，我们应该如何有效地区分上呼吸道感染与慢性咽喉炎呢？

从病因上区分

上呼吸道感染多因淋雨、受凉、气候变化、过度劳累或饮食生冷等导致人体抵抗力下降、感受触冒外邪而发作。慢性咽喉炎主要是急性咽喉炎迁延不愈、反复发作，久而久之转为慢性所致，也可由其他多种因素所致，如：患有其他鼻病，鼻窍阻塞不通，长期张口呼吸；物理因素、化学因素、颈部放射治疗经常刺激咽部；贫血、便秘、下呼吸道慢性炎症、心血管疾病等。

从症状上区分

上呼吸道感染除了咽干、咽痒、咽痛，还有恶寒、发热、鼻塞、流涕、喷嚏等症状。慢性咽喉炎则以咽部症状为主，其特有表现一是咽部不适、干痒、胀痛、声嘶、自觉喉中有异物或有痰液附着黏滞感，时有"吭喀"之声，或有刺激性咳嗽；二是咽部常堵塞或有闷胀感，空口吞咽时有阻挡感，但不影响进食；三是晨起易恶心、呕吐等，以刷牙时常见。

警惕急性咽喉炎

慢性咽喉炎常由急性咽喉炎发展而来，因此，在日常生活中，我们还应注意急性咽喉炎的防治。急性咽喉炎常发生于感冒之后，多先为病毒感染，后继发细菌感染。成人以咽喉部疼痛或不适为主，伴声音嘶哑、咳嗽、咳痰等症状。小儿以声音嘶哑、犬吠样咳嗽、吸气样喉喘鸣、吸气性呼吸困难等为主要症状。当急性咽喉炎发作时，应该戒烟，注意休息，多饮水，保持室内空气流通，防止继发细菌感染并进行对症治疗。为了预防急性咽喉炎的发生，在日常生活中我们可以：①加强身体锻炼，增强体质，提高机体免疫力；②饮食规律、防寒保暖、避免感冒；③呼吸道感染流行时期避免出入人多的场合，外出时戴好口罩；④避免接触粉尘、烟雾及刺激性气体等。

慢性咽喉炎防护小贴士

（1）注意口腔卫生，坚持早晚及饭后刷牙。保持合适的室内温度和湿度，勤开门窗，保持空气新鲜。

（2）避免粉尘刺激，改正张口呼吸的不良习惯。戴好口罩，预防呼吸道感染。

（3）再出现咽喉部不适时，禁止烟酒、辛辣刺激食物，饮食宜清淡，适当进食酸甘滋阴的水果、蔬菜，如雪梨、桑椹、山药、黄瓜等。劳逸适度，保持心情舒畅，避免烦恼郁闷。

（4）积极治疗咽部周围器官的疾病，可经常含服润喉片、薄荷片等。注意保护喉咙，多加休息，避免长时间地说话。

第七十六问

●●●●●●●●

怎么区分上呼吸道感染与支原体肺炎？

上呼吸道感染全年皆可发病，以冬季发病率高。冬季同时也是呼吸道疾病高发的季节，支原体肺炎就是其中之一。因支原体肺炎发病早期症状表现与上呼吸道感染较为相似，很容易被误认为是上呼吸道感染，所以我们应该将其与上呼吸道感染区分，以免耽误治疗。那么我们可以从哪些方面将两种疾病区分开来呢？

病因、病程皆不同

与绝大部分上呼吸道感染由病毒或细菌感染所致不同，支原体肺炎是肺炎支原体感染导致的肺部感染。支原体既不是病毒，也不是细菌，是大小介于细菌和病毒之间的微生物，共有30 余种，其中多种可寄生于人体，但不致病，仅有肺炎支原体能引起呼吸道疾病。支原体肺炎一般通过飞沫传播，发病人群以儿童及青年为主，多不呈流行性，一般以散发为主，容易在幼儿园、学校等人群密集的地方发病。

支原体肺炎的潜伏期一般也比上呼吸道感染长。上呼吸道感染的潜伏期一般为 2~3 天，而支原体肺炎的潜伏期可以长达 2~3 周。上呼吸道感染与支原体肺炎都呈自限性，但是上呼吸道感染常 5~7 天可痊愈，而支原体肺炎常常需要 2~3 周才可痊愈，一部分症状严重的患者甚至需要 4~6 周，其肺部炎症才基本吸收。

支原体肺炎症状更多样

与上呼吸道感染引起的鼻咽部症状相比，支原体肺炎引起的症状范围更广，波及整个呼吸道。

支原体肺炎早期症状表现与上呼吸道感染的症状较为相似，有乏力、头痛、咽痛、恶寒发热、肌肉酸痛、食欲减退、恶心、呕吐等全身症状。发病 2~3 天后出现明显的呼吸道症状，发热可持续 2~3 周。体温恢复正常后尚可遗有咳嗽，伴胸骨下疼痛，但无胸痛。

上呼吸道感染与支原体肺炎都有咳嗽的症状。上呼吸道感染以咳嗽伴咳痰，兼有鼻塞、流涕等症状为主。而支原体肺炎以阵发性刺激性咳嗽为主，咳少量黏痰或脓性痰，咳嗽常常会持续 4 周以上，多伴有比较明显的咽喉部疼痛，偶尔会出现痰中带血的情况。

此外，支原体肺炎常有呼吸道以外部位的症状表现，以耳朵疼痛、麻疹样或猩红热样皮疹较多见，极少部分患者会出现胃肠炎、心肌炎、心包炎、脑膜脑炎、脊髓炎、关节炎及肝炎等各种炎症，或出现溶血性贫血、弥散性血管内凝血等急危重症。

辨析二病，及时就诊

在临床上有各种检查能够快速确诊支原体肺炎，比如肺部X线片、咽拭子检测、支原体血清抗体检测等。因此，当出现以咳嗽为主的上呼吸道感染类似症状，伴有耳痛、皮疹，且服用感冒药后日久不愈时，应当考虑是否患有支原体肺炎；并应前往医院就诊，配合专业检查，确诊疾病，尽早治疗。

第七十七问

怎么区分上呼吸道感染与大叶性肺炎？

大叶性肺炎，又称肺泡性肺炎。在解剖结构上，肺有分叶，左二右三，共五叶，而大叶性肺炎发病时病变起始于肺泡，并迅速扩展至整个或多个肺叶，因此得名。本病多发于青壮年，以冬春季最为常见，病变部位常见于单侧肺，多见于左侧肺或右下肺叶，也可同时或先后发生于两个或多个肺叶。大叶性肺炎发病前驱症状与上呼吸道感染相同，且同为冬春季节的常见病，在日常生活中我们应该怎样区别呢？

病因相类似，症状却不同

二病均可由于受凉、饮食不洁、生活作息不规律、疲劳等诱因，导致机体抵抗力下降，寄生于人体呼吸道的细菌趁机入侵人体所致病。其中，95％的大叶性肺炎为肺炎链球菌感染致病，此外还有肺炎克雷伯菌、溶血性链球菌等亦可致病。而上呼吸道感染疾病中有20％~30％也是由细菌感染所致，其中以溶血性链球菌最为常见，其次为肺炎链球菌。可见二病具有相同的致病病原体。

虽然致病病原体相同，但是因病原体侵犯的人体部位不同，二病有不同的症状表现。其中，上呼吸道感染以恶寒、发热、鼻塞、流涕、喷嚏等为主要症状。发热时多为低热，也有不发热者。偶有咳嗽、咳痰，痰量不多，多为清晰白痰，偶为黄绿色痰。病程 5~7 天。

而大叶性肺炎的临床症状根据病程发展及病变范围不同而表现不同。总体来说，该病起病急，以高热、咳嗽、咳血痰或铁锈色痰、胸痛等为主要症状。常伴有面部绯红，鼻煽，皮肤干燥、灼热，口角及鼻周有单纯疱疹等症状。当病变波及大部分肺叶时，可有呼吸困难、呼吸窘迫、皮肤口唇发绀等缺氧表现。

临床将大叶性肺炎自然病程大致分为四个阶段，每个阶段都有相应的症状表现。

第一阶段，发病后第 1~2 天。出现寒战、高热等症状，体温在数小时内升至 39 ℃~40 ℃，发热的高峰期多在下午或者傍晚时分，体温恒定地维持在 39 ℃~40 ℃水平以上，24 小时内体温波动不超过 1 ℃。

第二阶段，发病后第 3~4 天。症状以咳嗽、咳痰为主，咳出的痰为铁锈色。

第三阶段，发病后第 5~6 天。症状仍以咳嗽、咳痰为主，由之前的咳铁锈色痰转变为咳黏液脓性痰。

第四阶段，发病后 1 周左右。此时机体的防御功能明显提高，病菌逐渐被消灭，临床症状逐渐减轻或消失，体温下降，本阶段经历 1~3 周后肺组织可完全恢复其正常结构和功能。

大叶性肺炎预防小贴士

大叶性肺炎可防可治，在日常生活中，我们需要尽量避免受凉、淋雨、劳累等大叶性肺炎常见诱发因素，坚持均衡饮食，规律作息，戒烟酒，加强身体锻炼，提高机体免疫力，以降低疾病发生的可能性。

对于有基础疾病，尤其是心肺疾病（如慢性支气管炎、慢性阻塞性肺疾病、慢性心力衰竭等疾病）的患者，接种肺炎链球菌疫苗可有效地预防大叶性肺炎。

第七十八问

❀❀❀❀❀❀❀❀❀

怎么区分上呼吸道感染与麻疹？

　　麻疹是儿童最常见的急性呼吸道传染病之一，具有较强的传染性。在麻疹疫苗接种率低且人口密集的地区易流行，2~3年可出现一次大流行。麻疹患者是麻疹的唯一传染源，麻疹病毒一般通过麻疹患者呼吸道的飞沫传播，也可通过与患者密切接触或直接接触患者呼吸道分泌物感染。麻疹一年四季均可发病，发病高峰期为3—5月。虽然自麻疹疫苗发明以来，麻疹的死亡率一直下降，我国的麻疹防控也取得了重大成就，在一些国家或地区甚至消灭了麻疹，但是麻疹仍然是造成全球幼儿死亡的主要原因之一。麻疹的典型症状包括咳嗽、流鼻涕、上呼吸道炎症等，这些症状在上呼吸道发生感染时也会出现，那么我们应该怎样区分上呼吸道感染与麻疹呢？

病因不同

　　麻疹是人体感染麻疹病毒所致病，发病必须要有麻疹患者的接触史，这意味着在正常人体内是不存在麻疹病毒的。而上呼吸道感染则不同，该病的致病病原体寄生于人体口鼻腔中，当机体免疫力低下时，这些寄生的病原体便会侵袭人体，从而发病。

症状亦有不同

通过前面内容的介绍，相信大家对于上呼吸道感染的症状已经非常清晰，那么下面我们主要介绍一下麻疹的症状表现，以及与上呼吸感染症状的不同之处。两者最主要也是最容易看到的区别点，就是麻疹会有全身性皮疹。

临床上将麻疹的病程分为四个时期。

（1）潜伏期：一般为 6~18 天，平均为 10 天，一般无症状，潜伏末期可出现轻度体温升高，但无鼻塞、流涕、喷嚏等症状。

（2）发疹前期：这一阶段最易与上呼吸道感染混淆，一般持续 3~4 天，发热见于所有病例，多数发热体温达 38 ℃以上，可出现咳嗽、流涕、咽部不适等上呼吸道感染症状，并伴有流泪、畏光、眼睑浮肿等结膜炎表现，部分患者下眼睑边缘会有一条明显充血横线。同时还会出现麻疹早期的特异性体征——麻疹黏膜斑，出现在两侧近第一磨牙颊黏膜上，一般在出疹前的 1~2 天出现，为沙粒大小的灰色小白点，直径 0.5~1.0 毫米，周围有红晕，1~2 天内迅速增多，可累及整个颊黏膜，甚至可蔓延至唇部，出疹后 1~2 天迅速消失。部分患者还会有精神不振、食欲减退、全身不适等非特异性表现。婴幼儿可出现呕吐、腹泻等消化系统症状。

（3）出疹期：在发热2~3天后麻疹皮疹出现，为不规则的红色斑疹，压之褪色，不痒，严重者融合成片、颜色加深，亦有部分患者出现瘀点。出疹顺序有一定的规律，开始时见于耳后、颈部、发际边缘，在24小时内向下发展，遍及面部、躯干及上肢，出疹第3天时皮疹会累及下肢及足部。出疹期间全身有淋巴结肿大和脾肿大，体温可高达40℃，出疹后2~3天达到最高体温，高热时常有谵妄、激惹及嗜睡状态，多为一过性，热退后消失。部分患者有腹痛、腹泻和呕吐，甚至阑尾炎症状。婴幼儿可出现嗜睡、烦躁等情况。

（4）恢复期：出疹后3~4天，麻疹按出疹顺序逐渐消退，体温、精神、食欲等恢复正常，疹退后留有棕褐色色素沉着伴脱屑，7~10天后自行消退。

麻疹预防有妙招

在我国，麻疹疫苗为国家免疫规划疫苗儿童免疫程序所规定的内容，已成为儿童常规接种疫苗，这意味着我们之中大部分人都已接种过麻疹疫苗，对麻疹病毒具有一定抵抗力。对于易感者，如未接种疫苗，接触麻疹患者后2天内接种麻疹减毒活疫苗，仍可预防麻疹发病。若在接触2天后接种，则防止发病的可能性大大降低，但仍可起到减轻症状并减少并发症发生的作用。故在麻疹流行时及时为易感者接种麻疹减毒活疫苗，有望控制麻疹流行。另外，在接触麻疹患者5天内立即给予免疫血清球蛋白同样可预防麻疹发病。

第七十九问

● ● ● ● ● ● ● ● ●

怎么区分上呼吸道感染与水痘?

水痘是一种急性传染病,由感染水痘-带状疱疹病毒所引起,好发于婴幼儿与学龄期儿童,以全身性斑丘疹、疱疹、结痂为主要症状。若孕妇不幸感染水痘,可波及胎儿,导致胎儿畸形。水痘多发于冬春季节,每年的 4~6 月与 11 月 ~ 次年 1 月为发病的高峰期。水痘发病时会伴有低热、畏寒等表现,与上呼吸道感染症状类似,并且两者的多发季节重合,那么应该怎样区分上呼吸道感染与水痘呢?

从病因上区分

水痘是由于接触水痘患者咳嗽或打喷嚏的飞沫或者疱液、接触水痘患者疱液污染过的物体,感染水痘-带状疱疹病毒而发病。与上呼吸道感染因受凉、淋雨、劳累、体虚导致免疫力下降而感染鼻病毒、腺病毒、呼吸道合胞病毒等病毒,或溶血性链球菌等细菌发病有本质区别。

患者感染水痘-带状疱疹病毒以后,不会立即发病并表现出症状，因病毒存在 9~21 天的潜伏期，所以平均 14 天后患者才进入发病期，会有明显的症状表现，为期 1~2 周。

有无出疹是区分关键

水痘进入发病期时儿童与成人所表现的症状有所区别。儿童一般会直接进入出疹阶段，而成人会出现低热、畏寒、头痛、倦怠乏力、食欲不振等与上呼吸道感染类似的全身症状，但并不会有鼻塞流涕、咳嗽咽痒等上呼吸道症状，且持续 1~2 天后就会出疹，可以此与上呼吸道感染相鉴别。

出疹阶段持续 1~2 周，皮疹始发于头部与躯干部，最后扩散至四肢，呈向心性分布，以躯干部皮疹较多，四肢部皮疹较少。可能只有几处斑点，也可能遍布全身，包括口腔、阴道和直肠内。

皮疹起初由小而扁平的红色斑点组成，6~8 小时内，每个斑点变得隆起，形成瘙痒、圆的、充满液体的水疱，大小不一，内含清亮的疱浆，周围有红晕，部分水疱中央还会呈脐窝状，常伴有瘙痒。当疱疹出现后会陆续结痂直至脱痂。

需注意水痘只要发病就具有传染性，且传染性可以持续至所有的水疱结痂。

水痘一般预后良好，患者痊愈后可获得持久的免疫力。但是，即使病情痊愈后，水痘病毒仍会长期潜伏于人体神经节中，这是成年人发生带状疱疹的原因之一。

水痘发病时的调护方法

水痘具有自限性，平素体质健康的儿童或成人通常不经治疗亦能痊愈。若不幸患病需注意以下几点。

（1）将凉爽湿毛巾敷在皮疹上能舒缓瘙痒感，必要时可使用抗组胺药（即抗过敏药物）缓解瘙痒。

（2）注意保持皮肤清洁，避免反复搔抓破溃后继发细菌感染，甚至发生坏疽，愈后会有瘢痕。

（3）忌油腻辛辣刺激性食物及发物；选择易消化且营养丰富的流质及半流质饮食，多饮水。

水痘预防小贴士

（1）所有健康儿童和易感成年人都应接受水痘疫苗预防接种，疫苗保护不是终身的，第一次接种疫苗后第 5 年时可再次接种疫苗。

（2）在水痘流行期间，尽量避免去人多的公共场所。

（3）积极控制传染源，隔离患者至全部皮疹结痂或出疹后 7 天。其污染物、用具可用煮沸或暴晒等方式消毒。

（4）妊娠期妇女接触水痘后，应尽快进行水痘-带状疱疹免疫球蛋白的注射，如不幸患有水痘应立即终止妊娠，避免新生儿出现先天性水痘综合征。

（5）对于免疫功能低下，罹患恶性肿瘤或正在使用大剂量肾上腺皮质激素、免疫抑制剂的易感者，应在接触水痘 72 小时之内注射水痘-带状疱疹免疫球蛋白，用以降低水痘发病率，也可减轻发病后的症状。

（6）维持室内环境卫生，保持室内空气清新、空气流通。

第八十问

怎么区分上呼吸道感染与手足口病？

　　手足口病是常见的儿科传染病之一，患者病发时以手、足和口腔会出现水疱或红疹为主要表现，因此以"手足口病"命名，发病人群以儿童为主。因手足口病发病时还常常兼有鼻塞、流涕、打喷嚏、咽痛、咳嗽、发热等外感症状，易与上呼吸道感染混淆，如治疗延迟或者护理不当，可损伤神经、呼吸及循环系统，出现脑膜炎、肺水肿、心肌炎等并发症，危及患儿生命。因此，需仔细鉴别以免耽误治疗。

致病原因及传播途径均有不同

　　上呼吸道感染多由鼻病毒、腺病毒、呼吸道合胞病毒、埃可病毒和柯萨奇病毒等病毒感染所致，以呼吸道飞沫传播为主要传播途径。

　　手足口病则多由肠道病毒 71 型、柯萨奇病毒 A16 型等感染发病，人类是已知的人肠道病毒的唯一宿主，尤其容易在托幼机构的儿童之间流行。手足口病患者和隐性感染者均为传染源，主要通过粪-口途径传播，亦可经接触患者呼吸道分泌物、疱疹液及污染的物品而感染患病。

症状差异是要点

上呼吸道感染临床表现以鼻塞、流涕、发热、头痛、恶寒、咽痛等为主要症状。而手足口病一般为急性起病，可发热或不伴发热，多有咳嗽、流涕、食欲缺乏等非特异性症状。手、足、口、臀等部位可见散发性疱疹和斑丘疹，偶见于躯干。口腔内疱疹多位于舌、颊黏膜等处，且常发生溃疡。此特异性症状为两病主要鉴别点。

重症表现不可忽视

少数病例除了有手足口病的临床表现外，若病情迅速进展，还伴有以下任一系统并发症，则为重症病例。

（1）神经系统：持续高热，伴头痛、呕吐、精神萎靡、嗜睡，或激惹、易惊、谵妄甚至昏迷；肢体抖动、肌阵挛、眼球震颤、眼球运动障碍；肌无力或急性弛缓性麻痹、惊厥等。

（2）呼吸系统：呼吸增快浅促、呼吸困难、呼吸节律改变，口唇发绀，咳嗽加重，咳白色、粉红色或血性泡沫样痰液。

（3）循环系统：心率增快或减慢，面色灰白、皮肤出现花纹、四肢发凉、出冷汗，指（趾）端发绀，持续血压降低，毛细血管充盈时间延长或有心肌收缩力下降的表现。

做好预防很重要

（1）养成良好的卫生习惯，饭前便后、外出后要用洗手液或肥皂等给孩子洗手，不让宝宝喝生水、吃生冷食物。

（2）接触孩子前、为孩子更换尿布时、处理孩子粪便后均要洗手。

（3）避免接触患手足口病儿童，本病流行期间不要到人群聚集、空气流动差的公共场所。

（4）保持家庭环境卫生，居室要经常通风，并勤晒衣被。

（5）若出现相关症状要及时到医疗机构就诊。

第八十一问

怎么区分上呼吸道感染与川崎病？

"发热"是许多疾病所共有的一种症状表现，上呼吸道感染是最常见的能够引起"发热"的疾病之一。因此，在我们日常生活中，遇见"发热"常常会被认为是患上了上呼吸道感染，这就导致其他疾病存在易耽误早期治疗的可能。而川崎病与上呼吸道感染一样都存在着"发热"的症状，那么作为孩子家长该如何辨别这两种疾病呢？接下来让我们一起来了解川崎病。

什么是川崎病？

川崎病是日本儿科医生川崎富作在 1967 年首次报道的一种疾病，又称为皮肤黏膜淋巴结综合征，以 1~8 岁儿童多见。病因不明，一般认为可能是多种病原，包括 EB 病毒、逆转录病毒、链球菌、丙酸杆菌、支原体、立克次体等，但均未能证实。也有人考虑环境污染或化学物品过敏可能是致病原因。

川崎病症状表现

（1）主要表现

1）发热：体温可达 39 ℃~40 ℃，不会自行降温，持续 7~14 天或更长，抗生素治疗无效。

2）眼睛变红（球结膜充血）：在起病 3~4 天出现，无脓性分物，热退后消散。

3）唇及口腔表现：嘴唇充血开裂，口腔黏膜弥漫充血，舌乳头突起、充血，呈草莓舌。

4）手足症状：手掌和脚掌变红或紫红，手和脚经常肿胀，恢复期指（趾）端甲下和皮肤交界处出现脱皮，指（趾）甲有横沟，重者指（趾）甲亦可脱落。

5）皮肤表现：多形性红斑和猩红热样皮疹，尤其是会阴区，常在第 1 周出现，肛周皮肤发红、脱皮。

6）颈淋巴结肿大：多为单侧，表面不红，无化脓，可有触痛。

（2）心脏表现

心脏问题表现为心悸、胸痛、呼吸困难、水肿等，通常在疾病开始后的 1~4 周出现。最严重的心脏问题，即冠状动脉壁隆起（冠状动脉瘤），这些动脉瘤可能会破裂或产生血栓，从而导致心脏病发作和猝死。积极治疗可将心脏并发症风险降低至 5% 左右。

（3）其他

脑（脑膜炎）、耳、眼、肝、关节、尿道和胆囊等组织出现疼痛性炎症。这些症状最终会消退而不造成永久性损伤。

川崎病为自限性疾病，多数预后良好，复发率为1%~2%。川崎病的随访十分重要，无论冠状动脉有无病变，家长都需要按医嘱进行全面随诊检查，及时了解患儿冠状动脉情况；同时需注意观察孩子有无其他心血管损害症状，如面色苍白、精神萎靡、脉搏加快、呼吸困难等，一旦发现异常，及时前往医院就诊。

川崎病患儿应该注意什么？

（1）体温 38.5 ℃以下应采用物理降温，如温水擦浴、冰袋降温等，若体温持续升高达 38.5 ℃以上时，应使用药物降温。

（2）退热过程中容易出汗、口干，要及时用干毛巾擦汗并更换衣服，以免感冒，同时多喝水，保持水分供给。

（3）剪短指甲，避免患儿因皮疹瘙痒而挠破皮肤，穿柔软、干净的衣服，每天更换，减少对皮肤的摩擦。

（4）做好口腔护理，注意口腔卫生，尽量避免食用生、硬类食物，以高热量、高蛋白质、高维生素的流食和软食为主。

（5）恢复期时，患儿肛周可能出现脱皮、潮红症状，要注意做好清洁。

（6）一定要做到遵医嘱定期复查。

第八十二问

怎么区分上呼吸道感染与肺结核？

当出现咳嗽、咳痰、发热等症状时，人们最容易想到的就是上呼吸道感染。其实很多呼吸道疾病在疾病发展过程中都会存在咳嗽、咳痰、发热症状。就比如我们接下来要了解的疾病——肺结核——也同样存在。但两种疾病的危险程度有很大不同，要仔细甄别。

肺结核知多少

肺结核俗称"肺痨"，是一种由结核分枝杆菌感染引起的呼吸系统传染病，飞沫传播是肺结核最主要的传播途径。在我国，肺结核属于乙类法定传染病。

人肺结核的致病菌 90% 以上为结核分枝杆菌，当活动性肺结核患者咳嗽、打喷嚏，甚至只是谈话时，这种细菌就会进入空气。结核分枝杆菌对干燥、冷、酸、碱等抵抗力强。在干燥的环境中可存活数月或数年。在室内阴暗潮湿处，结核分枝杆菌也能数月不死。但结核分枝杆菌对紫外线比较敏感，太阳光直射下痰中结核分枝杆菌经 2~7 小时可被杀死。

肺结核症状表现

结核病通常不会立即引起症状。事实上，大多数感染者从不出现症状。肺结核患者的症状与肺部病变不成正比例，也有的患者什么症状都没有，在体检时才被发现。

肺结核的全身症状有发热、乏力、消瘦、盗汗等；呼吸系统症状则包括咳嗽、咳痰、咯血、胸痛、呼吸困难。女性患者可能出现月经不调，甚至闭经。

肺结核症状具有下列特点。

（1）发热：大多为午后低热，即下午或傍晚开始体温升高，凌晨降至正常，多为 38 ℃以下。患者常感手脚心燥热，并出现面颊潮红。

（2）盗汗：睡眠时出汗，醒后汗止。以颈部、腋部和阴部出汗较多，严重者可使内衣湿透。

（3）咳嗽、咳痰：干咳或咳少量的白色黏痰，合并感染时咳大量脓性痰。

（4）胸痛：表示结核病变波及壁层胸膜，胸痛可随着咳嗽、深呼吸或体位变动而加剧。

（5）咯血：相当多见，痰中带血—毛细血管损伤，整口血痰—小的动静脉损伤，大咯血—损伤了大血管，特别是肺动脉。

（6）呼吸困难：一般患者无呼吸困难，只有重度胸膜炎或肺部病灶范围很广时才会出现呼吸困难、气短或发绀。

少数情况下，会出现结核分枝杆菌感染其他器官引发的症状。例如：肾脏感染会导致背痛和尿血；脑部感染可引起头痛、神智错乱和嗜睡；脊柱感染可引起背痛。

肺结核治疗小贴士

（1）肺结核是一个可治愈的疾病，只要按原则坚持治疗，绝大多数可通过服药治愈，仅2%~5%可能需要手术治疗。

（2）在肺结核治疗过程中，要严格遵守疗程，疗程拟定后，应遵医嘱及时停药，不必无限期延长服药时间。

（3）坚持有规律地服药，切不可自行停药，否则不仅达不到理想疗效，还易使病菌耐药，增加后续治疗难度。

（4）痰涂片检查阳性者，治疗1个月后要做痰涂片复查，这是判断疗效最重要的指标。此外，每3个月复查1次胸片。

（5）每1~2个月要检查肝功能1次，根据肝功能检查结果，改变或调整药物及剂量。

（6）疗程结束后，若病灶尚未完全吸收，可肌内注射卡介苗，帮助加快病灶吸收。

（7）肺结核患者服用抗结核药时，可能会对以前不过敏的食物出现过敏，甚至出现食物中毒，常见的食物有茄子、牛奶、不新鲜的海鱼和淡水鱼。

肺结核预防小贴士

（1）最有效的预防方法就是接种卡介苗，要按时给婴幼儿接种卡介苗，以使机体产生免疫力，减少结核病的发生。

（2）加强卫生教育，使人懂得结核病的危害和传染方式。

（3）要定期对青少年进行健康检查，做到早发现、早隔离、早治疗。

（4）室内经常开窗通风，勤晒衣服被褥。

（5）养成良好的卫生习惯，在咳嗽、打喷嚏时，应当避让他人、遮掩口鼻，不要随地吐痰。

（6）对肺结核患者的痰液要焚烧或进行药物消毒。

第八十三问

● ● ● ● ● ● ● ●

怎么区分上呼吸道感染与急性中耳炎？

急性中耳炎即中耳腔的急性炎症，是细菌或病毒感染所导致的，以突发耳痛为主要表现的疾病，其中 80% 以上与细菌感染有关。冬春季节是该病的高发期，与上呼吸道感染有着密切关系。因为小儿的中耳结构（如咽鼓管）尚不成熟且功能不全，所以此病好发于儿童。急性中耳炎可因细菌或病毒感染而出现发热、头痛、打喷嚏等外感症状，易与上呼吸道感染混淆。因此，了解两种疾病的差异有利于疾病诊治。

错误地擤鼻涕的方式，可诱发急性中耳炎！

当上呼吸道感染时，由于人体的鼻咽腔与中耳之间存在连接通道（咽鼓管），用力擤鼻涕时若用两手指捏住两侧鼻翼，则可导致鼻腔内压力升高，迫使鼻涕向鼻后孔挤出，细菌或病毒可能会进入咽鼓管继而入侵中耳腔，引发急性中耳炎。而婴幼儿因为咽鼓管较短且较平直，细菌或病毒更容易入侵中耳腔而引发急性中耳炎。

其他容易导致急性中耳炎的诱因

耳道异物，过多的耳垢堆积；耳道自洁能力下降、免疫力降低、吸烟、空气质量差等。此外，婴幼儿哺乳位置不当，躺着吮乳时，乳汁容易经过咽鼓管反流到中耳内，从而继发感染导致急性中耳炎。

急性中耳炎的典型症状

（1）耳痛：通常为初始症状，可伴有耳闷堵感。

（2）耳道流水或流脓：为流出水样、血性或脓性分泌物，可表现为持续性发作或间断发作，有时可缓解耳痛。

（3）听力下降：多数患者会伴有不同程度的听力下降。

（4）耳鸣：部分患者会伴有低调或高调耳鸣。

（5）婴儿常仅表现为烦躁或入睡困难。发热、恶心、呕吐、腹泻多发生在儿童。

根据急性中耳炎的典型症状，能较容易鉴别上呼吸道感染与急性中耳炎；如出现上呼吸道感染症状的同时出现耳痛、耳道流脓、听力下降等，应警惕由上呼吸道感染引起的急性中耳炎。

如何预防急性中耳炎

（1）确保手部和口腔的清洁，通过勤洗手和勤漱口等方法，可以有效预防感染。

（2）避免长时间使用耳塞和耳机，降低感染的风险。

（3）加强生活调养，增强体质，积极防治感冒及鼻腔、鼻咽慢性疾病。

（4）掌握正确的擤鼻涕方法，可先吸一口气，再用一根手指轻轻地压一侧鼻翼，然后将气从另一侧鼻孔慢慢呼出，注意动作要轻而慢，不能用力太大。两边鼻子轮流，千万不可将两侧鼻翼同时捏住。

（5）上呼吸道感染或其他鼻病导致严重鼻塞时，应避免乘坐飞机或潜水，以防急性中耳炎的发生。

（6）母亲给孩子喂奶时应取坐位，把婴儿抱起呈斜位，头部竖直吸吮奶汁。

（7）婴儿应避免含着奶瓶睡觉，因为这样容易使液体通过咽鼓管进入中耳。

第八十四问

● ● ● ● ● ● ● ● ●

怎么区分上呼吸道感染与过敏性鼻炎？

打喷嚏是生活中常见的一种情况，属于无意识的反射，是由于鼻腔黏膜受到异物刺激，人体为了排出异物所产生的保护性反应，是鼻部疾病较为常见的一种症状。因此，对于上呼吸道感染及过敏性鼻炎来说，打喷嚏都是主要的症状表现。而日常生活中，也正是因为这一共同症状，人们常常将这两种疾病混淆，以致耽误了治疗。

什么是过敏性鼻炎？

过敏性鼻炎，是指易感个体接触致敏原后，以发作性喷嚏、流涕和鼻塞为主要症状的鼻黏膜慢性炎症性疾病。最常见的致敏原为灰尘、真菌、花粉、草、树和动物毛发。本病以儿童和青壮年居多，男女发病无明显差异。本病可诱发哮喘，过敏性鼻炎患者比无鼻炎史的人患哮喘的风险高 3~5 倍。

（1）典型症状

1）鼻痒：多数患者有鼻痒，有时还可伴有软腭、眼和咽部发痒。

2）阵发性喷嚏：每次打喷嚏少则 3~5 个，多则十几个，甚至更多。

3）水样鼻涕：有时可不自觉从鼻孔滴下。

4）鼻塞：两侧均有鼻塞，但轻重程度不一。花粉过敏者鼻塞比较严重，部分患者还可表现为嗅觉减退。

（2）伴随症状

可伴有眼部症状，包括眼痒、流泪、眼睛红肿、有灼热感等；也可伴有喉痒、胸闷、哮喘发作等下呼吸道症状，多见于花粉过敏患者。

上呼吸道感染和过敏性鼻炎差异

（1）与上呼吸道感染由病毒或细菌导致不同，过敏性鼻炎的发病无明确致病微生物感染。

（2）上呼吸道感染大多为自限性疾病，一般 1 周左右可自愈，自愈后短期内一般不会复发。而过敏性鼻炎在脱离过敏原数分钟或 1~2 小时内症状即可消失，且症状发作呈季节性或常年性，比如一到春天就会因为花粉过敏而喷嚏不断，或是常年都有这些症状，具有持续数月或反复发作、间歇期亦不能恢复正常的长期病程特点。过敏性鼻炎尚不可彻底治愈，只能控制病情。

缓解过敏性鼻炎小妙招

患者先自行将双手大鱼际摩擦至发热，再贴于鼻梁两侧，自鼻根至迎香穴（在鼻翼外缘中点旁，当鼻唇沟中）往返摩擦，至局部有热感为度；或以两手中指于鼻梁两边按摩20~30次，早晚各1次；再自攒竹穴向太阳穴推按至热，每天2~3次。患者亦可用手掌心按摩面部及颈后、枕部皮肤，每次10~15分钟；或可于每晚睡觉前，自行按摩足底涌泉穴至发热，并辅以按摩两侧足三里、三阴交等。

过敏性鼻炎小贴士

（1）使用洗鼻器，用温热盐水溶液冲洗鼻腔，或根据需要使用盐水喷雾，这可以帮助缓解症状。

（2）养成良好的起居习惯，增强体质，以提高机体对环境变化的适应能力。

（3）注意饮食有节，避免过食生冷寒凉食物。

（4）保持环境清洁，外出时可以戴口罩，避免或减少粉尘、花粉、羽毛、兽毛、蚕丝等致敏原刺激。

（5）戒烟及避免吸二手烟，并尽量避免出入空气污浊的地方。

第八十五问

怎么区分上呼吸道感染与病毒性心肌炎？

病毒性心肌炎，顾名思义是指由于病毒感染心脏肌肉组织（心肌）所致的心肌发炎，并可能引起心肌组织坏死。几乎所有的人感染易感病毒均可引发心肌炎，其中以柯萨奇病毒与埃可病毒较常见，同时这两种病毒也是引起上呼吸道感染的常见病毒。病毒性心肌炎患者早期通常有类似上呼吸道感染的症状，如发热、倦怠乏力等外感症状，如果上呼吸道感染症状迁延不愈，并出现心悸、胸闷等症状，应警惕病毒性心肌炎的发生。

病毒性心肌炎的表现

病毒性心肌炎发病初期心脏症状不明显，部分患者在发病前 1~3 周出现呼吸道和胃肠道症状，如发热、咽痛、咳嗽、恶心、呕吐、腹泻等。

心肌炎可引起胸部疼痛、气短和心悸；还会导致心脏泵血功能受损，出现供血不足的表现，如活动后气急、呼吸困难、下肢浮肿、乏力、头晕；严重时不活动也可出现胸闷、气短、端坐呼吸等症状，甚至心脏中可能形成血凝块，引起脑卒中或心脏病发作，出现血压下降、心源性休克等并发症，还会出现头晕、黑矇、晕厥等症状。

病毒性心肌炎预后

（1）大多数患者经过适当治疗后痊愈，不遗留任何症状或体征。

（2）极少数患者在急性期因严重心律失常、急性心力衰竭和心源性休克而死亡。

（3）部分患者经过数周或数月后病情趋于稳定，但会有一定程度的心脏扩大、心脏舒缩功能减退、心律失常或心电图变化。此种情况一般是炎症损伤心肌，导致形成瘢痕，成为后遗症。

（4）部分患者炎症持续未消，转为慢性心肌炎，逐渐出现进行性心脏扩大、心功能减退、心律失常等严重并发症，生活质量严重受损，甚至可能因此危及生命。

病毒性心肌炎各阶段的时间划分比较难定，一般以6个月以内为急性期，6个月至1年为恢复期，1年以上为慢性期。

病毒性心肌炎的调护

（1）病毒性心肌炎在急性发作期：患者应尽量卧床休息2~4周，即使病情稳定也应避免剧烈活动与劳累2~3个月。卧床休息可以减轻心脏负担，避免心脏扩大。同时，也需预防感染，感染会加重病毒性心肌炎的病情或导致疾病二次复发。

（2）病毒性心肌炎在恢复期：在药物治疗的基础上，患者可根据自身身体情况配合练习传统功法，如太极拳、八段锦等，这可以帮助患者恢复生理、心理和社会功能状态，预防并发症，提高生活质量。

病毒性心肌炎的预防

增强身体素质，防治病毒性消化道和呼吸道感染是预防本病的关键。如在上呼吸道感染或腹泻的急性期，或起病1~3周内出现心慌、气促、心前区不适，应及时到医院就诊。

（1）对于易感者，如慢性基础疾病患者、免疫功能缺陷者、重大伤病恢复期患者等，应避免不必要的外出，必须外出时应注意防寒保暖，注意饮食卫生。传染病流行期间应佩戴口罩，避免去人群密集的公共活动场所。

（2）养成健康的饮食习惯，规律饮食，日常饮食宜高蛋白质、高热量、高维生素。多食蔬菜、水果，少食辛辣、熏烤、煎炸食品，不食可能变质的食物。

（3）烟草中的尼古丁可促使冠状动脉痉挛收缩，影响心肌供血；饮酒会造成血管功能失调，故应戒烟忌酒。

第八十六问

● ● ● ● ● ● ● ● ●

怎么区分上呼吸道感染与病毒性肝炎？

"发热、全身乏力、食欲不振"这些常见的外感症状，不只是上呼吸道感染的独有表现，许多感染性疾病在发病初期就可出现，甚至连令人"避之不及"的病毒性肝炎在发病早期也可出现上述外感症状。病毒性肝炎是指由嗜肝性病毒所引起的肝脏感染性疾病，具有较强的传染性。引起病毒性肝炎的病毒主要有甲、乙、丙、丁、戊型五种。病毒性肝炎是全球的主要疾病负担之一，也是我国面临的重要公共卫生挑战。

病毒性肝炎的常见表现

（1）全身症状：乏力、打不起精神、失眠、多梦等，少数患者还会有喷嚏、鼻塞、流鼻涕等上呼吸道症状。

（2）消化道症状：食欲不振、恶心、厌油、上腹部不适、腹胀等。

（3）黄疸：皮肤黏膜发黄，小便呈浓茶色。

（4）肝区疼痛：右上腹不适、隐痛。

（5）手掌、皮肤改变：手掌表面会出现充血性发红，医学上称之为"肝掌"；面色晦暗或黝黑；皮肤上还会出现蜘蛛痣，由小动脉及许多向外放散的细小血管扩张形成，形状如蜘蛛而得名，好发于手、面颈部、前胸部及肩部等处。

若出现上述典型症状，应及时到医院就诊，明确诊断，并进行规范治疗。

怎么鉴别上呼吸道感染与病毒性肝炎？

（1）上呼吸道感染由病毒和细菌感染引起，致病病原体种类较多；病毒性肝炎主要由甲、乙、丙、丁、戊型肝炎病毒感染引起。

（2）上呼吸道感染除发热、全身乏力、食欲不振外，还有鼻塞、流涕、咽痛、头晕痛等症状，多与受凉、淋雨、气温骤变等诱因有关；病毒性肝炎消化道症状比较突出，可兼有黄疸和皮肤、手掌的改变。

（3）上呼吸道感染大多为自限性，一般1周左右能够痊愈。而在病毒性肝炎中，甲型肝炎和戊型肝炎均为自限性疾病，一般不发展为慢性，预后大多良好；但孕妇和老人的戊型肝炎，易发展为重症肝炎，病死率可达20%；乙型肝炎慢性化率约为10%；丙型肝炎慢性化率为55%~85%。

病毒性肝炎的常见传播途径

病毒性肝炎可分为甲、乙、丙、丁、戊型。

（1）甲型肝炎和戊型肝炎经消化道传播。病毒主要通过粪便排出体外，若水源或食物被污染可引起暴发流行，多为急性发病，一般预后良好。

（2）乙型肝炎和丙型肝炎经血液、母婴和性传播。病毒存在于患者的血液及各种体液中（汗液、唾液、泪液、乳汁、阴道分泌物等）。例如，输入被病毒污染的血液及血液制品，使用未经严格消毒的注射器和针头以及侵入性医疗或美容器具，共用剃须刀和牙刷；与感染者进行无保护的性行为；携带病毒的孕产妇可将病毒传染给新生儿。

（3）丁型肝炎的传播途径与乙型肝炎相似。丁型肝炎需与乙型肝炎病毒同时感染或在乙型肝炎病毒感染的基础上才能感染人体。丁型肝炎病毒是一种不完全的病毒，需要乙型肝炎病毒的帮助才能在人体内复制。

如何预防病毒性肝炎？

预防病毒性肝炎，一般需从三方面着手，即管理传染源、切断传播途径、定期接种疫苗。

（1）管理传染源

肝炎患者和病毒携带者均是传染源。急性甲型肝炎及戊型肝炎自发病日算起隔离3周；乙型肝炎及丙型肝炎隔离至病情稳定后可以出院。对患者的分泌物、排泄物、血液以及污染的衣物及物品均应进行消毒处理，个人食具、刮刀修面用具、漱洗用品等应专人专用。不可从事饮食行业，饮用水卫生管理及托幼工作。献血人员应在每次献血前进行体格检查。

（2）切断传播途径

1）预防甲型肝炎和戊型肝炎，要注意保持环境和个人卫生，餐前便后洗手，防止病从口入。

2）预防乙型肝炎、丙型肝炎、丁型肝炎，应注意做到：对餐具进行严格消毒；养成良好的个人卫生习惯，接触患者后要用肥皂、流动水洗手；针对母婴传播，采取主动免疫和被动免疫的方法，出生后立即注射乙型肝炎特异免疫球蛋白和 / 或乙型肝炎疫苗，可有效防止新生儿罹患病毒性肝炎。

（3）定期接种疫苗

第八十七问

怎么区分上呼吸道感染与中风早期？

上呼吸道感染多由受凉、淋雨、劳累，同时感受风寒、风热等邪气所致，其发病与"风"有密切的联系。那么还有哪些疾病与"风"有关呢？如果要谈到"风"，那就不得不提到另一种与"风"也有密切联系的疾病，它的起病不仅与"风"有关，甚至连它的名字中也包含了"风"字，它就是我们生活中较为常见的疾病之一——中风。两种疾病都关乎"风"，那它们又有着怎样的联系与区别？下面让我们一步一步了解与"风"有关的这两种疾病。

从病因上区分

上呼吸道感染常见的病因为风寒、风热之邪气等侵袭肺卫，或年老久病、体质虚弱易感受风邪。这些病因都导致了卫表不和，使身体表现出一系列鼻咽部症状。

在中医学中，中风又称"脑卒中"，认为中风的发生与"气血"的关系非常密切。中医学认为气血运行顺畅，是人体维持正常生命活动的条件之一。而中风正是由于风、火、痰等因素引起气血运行不畅，经脉受阻或气血逆乱，清窍被蒙所发病。常见的原因有：情志不节，平日易怒，引动肝火或肝风；饮食失常，好食肥甘、酒水，生成痰湿；外邪侵袭，感受外风等。

中风的常见病因与上呼吸道感染的常见病因虽然都与"风"有关，但是却有着各自不同的发病机制。上呼吸道感染发病见"卫表"，而中风发病见"气血"。

从症状上区分

普通感冒可见恶寒、发热、流涕等一系列卫表症状。而中风属于脑血管疾病的范畴，相当于现代医学中的脑出血、脑血栓形成、脑栓塞、蛛网膜下腔出血、短暂性脑缺血发作等病。中风初期则表现为恶寒、发热、口眼㖞斜、言语謇涩等，无意识的变化。但随着病情的发展会很快出现卒暴昏仆，不省人事，或突然口眼㖞斜、半身不遂、言语謇涩等症状。中风多发于中老年人，往往会有先兆表现，如：头痛反复发作；说话障碍，口齿不清；眼花、耳鸣、舌硬转不过弯；不能直走，不能用手画出直线，不能握住筷子，甚至不能把食物夹住放入口内；半边面肌或手足一过性抽搐等。

虽然中风初期可出现恶寒、发热等与上呼吸道感染类似的症状，但同时还伴有肌肤不仁、手足麻木、突然口眼㖞斜、语言不利、口角流涎等症状，将两者区分并不困难。从中风的先兆表现我们也可以正确判断中风的起病时间，及时就医，避免耽误治疗。

中风的预防

中风的预防胜于治疗。中风最重要的预防措施就是控制危险因素。如果患者曾经有过中风，通常需要更多的预防措施。

（1）控制危险因素

1）预防中风的重点之一是控制好血压，高血压患者应该遵医嘱每天按时服药，坚持每天测量1次血压，尤其是在降血压药物调整阶段，应加强血压的监控。

2）预防高脂血症和肥胖的发生，已经发生的患者应积极治疗，保持健康的饮食习惯，多吃新鲜蔬菜和水果，少吃肥甘厚味食物如肥肉和动物内脏等；适量运动；按时并且规律服用降血脂药物。

3）积极治疗或者预防糖尿病与其他疾病如心脏病等。

（2）要保持平稳的情绪，戒怒戒躁，少进行剧烈运动。

（3）饮食清淡有规律，戒烟酒，适当活动，保持大便通畅。

（4）高血压患者的情绪可随季节与气候变化，从而引发中风，因此要时刻警惕中风的发生。

（5）盛夏高温季节，是中风频发的季节，高温天气应警惕热中风。这是由于夏季气温高人体出汗会增多，身体容易缺水，缺水后血液就会变得黏稠，对某些高血压、高脂血症、心脑血管疾病的老年患者来说，这会使输向大脑的血液运行不畅，使中风发生的概率大大增加。因此，要合理安排夏日生活，注意劳逸结合。

第八十八问

⬤ ⬤ ⬤ ⬤ ⬤ ⬤ ⬤ ⬤

怎么区分上呼吸道感染与脑肿瘤早期？

脑肿瘤又称为颅内肿瘤，也称为颅内占位性病变，是指发生于颅内的神经系统肿瘤，一般分为原发性脑肿瘤和继发性脑肿瘤两大类。原发性脑肿瘤常常发生的部位有脑组织、脑膜、脑神经、垂体等。继发性脑肿瘤则是指身体其他部位的恶性肿瘤转移或侵入颅内形成的转移瘤。脑肿瘤中半数为恶性肿瘤，约占全部恶性肿瘤的 1.5%，可发生于任何年龄，但以 20~50 岁多见。上呼吸道感染和脑肿瘤早期均可见"头痛"，但是二者的头痛又有所区别。

脑肿瘤早期头痛特点

（1）持续性头痛，病情进展呈阵发性加剧。

（2）头痛可以全天候发作，但多在清晨明显，且往往在低头、咳嗽、打喷嚏、排便时加重，头抬高、坐位或站立时减轻。

（3）脑瘤的中、晚期，头痛常伴有呕吐及视物模糊，头痛越重，呕吐越多，且呕吐多为突发喷射状呕出，呕吐与食物无关，多在空腹时发生，不伴见恶心、胃痛。

脑肿瘤的其他症状

（1）偏瘫：一侧上肢、下肢或半侧躯体乏力或瘫痪，常呈进行性加重，有部分患者可合并肢体痛、麻木，休息后不能缓解。

（2）感觉障碍：表现为肢体对热、冷、压力、轻触觉、尖锐物质的感知觉受损。

（3）失语：包括运动性失语和感觉性失语，前者表现为能听懂别人说的话，自己说不出话；后者表现"听理解"困难，不能有效交流，不能对他人的提问或指令做出正确反应等。

（4）生命体征变化：中度与重度急性颅内压增高时，常引起呼吸、脉搏减慢，血压升高。

（5）视觉障碍：常常表现为视力下降、视野缺损和复视。视力下降可能是短期内迅速下降，也可能是一段时间内的缓慢下降，可双侧对称，亦可单侧发生。视野缺损通常表现为向前凝视某个目标却"看不清"或"看不见"，多数为两只眼睛外侧的余光会变窄，在行走途中很容易撞到他人或物品。复视表现为看东西有重影，往某一个方向注视时尤其。

（6）嗅觉障碍：幻嗅，是指一个人嗅到了一种实际上并不存在的气味，而且往往是一些令人恶心的怪气味，如"烧橡胶"味、"烧鸡毛"味、"臭鸡蛋"味，甚至是"尸体腐烂"的气味等。

（7）神志及意识障碍症状：头晕、一过性黑矇、猝倒、意识模糊，甚至昏迷。

（8）精神症状：反应迟钝，近记忆力减退，甚至完全丧失近记忆力，严重时丧失自知力及判断力；亦可表现为脾气暴躁，易激动。

（9）癫痫发作：有的病例抽搐前有先兆，癫痫发作前常有幻想、眩晕等先兆，有的可有肢体麻木等异常感觉。

（10）走路不稳：时常有眩晕感，闭目时加重，不能保持直线行走。有时还会出现自发性的眼球震颤、言语不正常、肢体控制不灵活等症状，而且活动后容易出现恶心呕吐，与"晕车""晕船"的感觉类似。

怎么区分上呼吸道感染与脑肿瘤？

（1）上呼吸道感染病因明确，由病毒或细菌感染引起，且有明显诱因，除头痛外，还有鼻塞、流涕、咽痛、发热等症状，上呼吸道感染引起的头痛一般不伴呕吐，疼痛程度不剧烈，能够自愈。

（2）脑肿瘤头痛程度剧烈，持续性加重，无明显诱因出现，严重者伴有呕吐及视物模糊，同时伴有精神障碍、走路不稳、视觉、感觉的改变，若出现脑肿瘤的相关症状，应及时到医院就诊，早诊断、早治疗。

（3）通过颅脑 CT、磁共振成像检查可明确脑肿瘤的位置、大小、数目、与周围组织的关系等，根据肿瘤的类型和位置等可选择手术治疗、放射治疗、化学药物治疗等治疗方式。

第八十九问

- - - - - - - - -

怎么区分上呼吸道感染与白血病早期？

发热、身体疲乏、头晕、咳嗽，这种些症状几乎人人都有过，而且在劳累、抵抗力下降时更容易出现。当这些症状出现时，往往会被我们认为只是上呼吸道感染，但有时事实并非如此——你以为的"上呼吸道感染"，有可能是白血病早期！

什么是白血病？

白血病是白细胞或白细胞前体细胞的恶性肿瘤，白细胞及白细胞前体细胞均来源于骨髓的造血干细胞，有时其发育过程出现变异，干扰白细胞分裂的正常控制，导致受影响的白细胞增殖不受控制，从而引起白血病。白血病发生后，骨髓和其他造血组织中的白细胞大量增生累积，正常造血受抑制并浸润其他器官和组织。白血病的诱因可能是暴露在放射线中、接触致癌物质、其他细胞内遗传物质的变异、滥用药物。此外，病毒感染也可能导致白血病。

白血病可以分为四种主要类型：急性淋巴细胞白血病、慢性淋巴细胞白血病、急性髓系白血病、慢性髓系白血病。

在我国，每10万人中就有3~4人患白血病。在恶性肿瘤致死率中，白血病居第6位（男）和第7位（女）；在儿童及35岁以下成人中，白血病则居第1位。由此可知，白血病已经成为危害人民生命安全的重大疾患，必须得到人们的高度重视。

白血病早期的主要症状

（1）贫血：常为首发症状，且进行性加重，主要表现为皮肤苍白、头晕、乏力、心悸、气急、多汗等。

（2）发热：半数患者以发热为早期表现。体温可呈低热，亦可高达39℃~40℃或以上，伴有恶寒、出汗等。虽然白血病本身可以发热，但高热往往提示有继发感染。感染可发生在各部位，以口腔炎、牙龈炎、咽峡炎最常见，可发生溃疡或坏死；若发生肺部感染和胃肠道感染，则可致败血症或脓毒血症，危及生命。

（3）出血：以出血为早期表现者近40%。出血可发生在全身各部位，最常见的出血部位有皮肤、鼻、牙龈。部分患者还可发生内脏或组织出血，眼底出血可致视力障碍甚至失明，消化道出血可有黑便或血便，泌尿系统出血可使尿液颜色呈洗肉水样，颅内出血和蛛网膜下腔出血可使人突然死亡。

（4）淋巴结和肝脾肿大：在颈部、锁骨上窝、腹股沟等处，可触摸到肿大的淋巴结；腹部深触诊，可触及肿大的肝脾。

（5）骨骼、关节疼痛：常有胸骨下段局部压痛，尤以儿童多见。发生骨髓坏死时，可引起骨骼剧痛。关节疼痛局部常无"红、肿、热"现象。

（6）皮肤出现硬块，看起来呈微绿色，又称"绿色瘤"，以眼眶部位最常见，可引起眼球突出、复视或失明。

（7）剧烈头痛，并伴有恶心、呕吐、视物模糊等。

怎么鉴别上呼吸道感染和白血病早期？

根据发病诱因及症状表现可初步判断：上呼吸道感染通常有诱因，比如淋雨、受凉、天气变化等，除了发热，还可能会出现一系列上呼吸道症状，比如流涕、咳嗽、咽喉疼痛等；而白血病常常没有任何诱因，突发低热，且可持续长时间，而呼吸道症状相对不明显，可兼有贫血、手臂或者腿部无明显原因瘀青、全身多处淋巴结肿大、骨骼关节痛等。

如何预防白血病

（1）远离有害环境，比如新装修的住宅、化工厂附近等。

（2）避免长期使用或滥用药物，如氯霉素、保泰松、某些抗病毒药、某些抗肿瘤药及免疫抑制剂等，确需使用应在医生指导下服用。

（3）避免接触有害的放射线，孕妇及婴幼儿尤其应注意避免，从事放射相关工作的人员需做好个人防护及定期检查。

（4）避免接触某些致癌物质，做好职业防护及监测工作。如在生产苯、农药、合成纤维、合成橡胶塑料等的过程中，避免接触有害有毒物质。

（5）养成良好的生活习惯，适当运动，提高免疫力，戒烟。

（6）防治各种感染，特别是病毒感染。

第九十问

●●●●●●●●

怎么区分上呼吸道感染与妊娠早期？

畏寒、乏力、嗜睡、食欲不振等症状在医学上来说不具有特异性，即这些症状并非某种疾病所特有，而是在多种疾病的发生发展过程中都能出现。然而，在我们的日常生活中，上呼吸道感染往往是最容易出现这些症状的疾病，因此也很容易让我们将二者挂钩。但对于育龄期女性来说，这些症状可能是妊娠早期的表现，因此需要加以鉴别。

妊娠早期的表现

妊娠早期是受精卵着床、胚胎形成、胎儿器官分化的重要时期，这一时期孕妇体内的激素水平及所有的器官系统都会发生生理性改变，伴随而来的就会出现一系列的症状和体征。

（1）停经：生育期有性生活史的健康妇女，平时月经周期规则，一旦月经明显延后，应考虑到妊娠，停经 10 天以上，尤应高度怀疑妊娠。

（2）早孕反应：在停经6周左右，孕妇体内绒毛膜促性腺激素（HCG）会慢慢上升，胃酸分泌逐渐减少及胃排空时间逐渐延长，进而出现头晕、晨起呕吐、恶心、流涎、嗜睡、乏力、食欲缺乏、喜食酸物、厌恶油腻等症状，统称为早孕反应，部分孕妇可有情绪改变，多在停经12周左右自行消失。

（3）尿频：由前倾增大的子宫在盆腔内压迫膀胱所致，当子宫增大超出盆腔后，尿频症状自然消失。

（4）乳房变化：自觉乳房胀痛。乳房体积逐渐增大，有明显的静脉显露，乳头增大，乳头乳晕着色加深。

（5）阴道少量出血：阴道少量出血是妊娠早期常见症状，是精卵受精形成胚胎后着床造成子宫内膜壁血管破裂所致。

如何鉴别妊娠早期与上呼吸道感染

（1）上呼吸道感染多在淋雨、受凉、季节变化之后发生，婴幼儿、老人等抵抗力较差人群容易发病，除畏寒、乏力、嗜睡、食欲不振等症状外，还兼有鼻塞流涕、头痛、咽痛等其他症状。对于女性而言，上呼吸道感染一般无月经周期、乳房的改变。

（2）妊娠早期发生于育龄期有性生活史的健康妇女，兼有月经及乳房的变化，血、尿HCG阳性，超声可发现宫内孕囊或胎芽及原始心管搏动。

准妈妈如何应对早孕反应

（1）保持乐观愉快的情绪，避免精神刺激。

（2）饮食宜富含营养、清淡、易消化，少量多餐，餐前可进食少量生姜汁；在口味方面，不必太忌讳，尽可能照顾孕妇的饮食习惯和爱好；酒类应绝对禁止。

（3）适当休息，有利于调整机体的状况。

（4）适量运动对缓解呕吐有一定的帮助，孕妇千万不要因为恶心呕吐就整日卧床。

第九十一问

怎么区分上呼吸道感染与急性肾小球肾炎？

急性肾小球肾炎是指一组病因及发病机制不一，但临床上常为急性起病，以血尿、水肿、高血压、蛋白尿和肾小球滤过率下降为特点的肾小球疾病，故也常称为急性肾炎综合征。常常见于链球菌感染后，也可因其他细菌、病毒及寄生虫感染引起。急性肾小球肾炎的先兆症状与上呼吸道感染极其相似，表现为发热、咽痛、乏力。因此，在疾病早期往往会被误认为是上呼吸道感染，从而延误治疗。

肾小球简介

肾小球是肾脏中由毛细血管弯曲盘绕而成的血管球，主要的生理功能为过滤血液，是产生尿液的第一个关卡。当发生急性肾小球肾炎时，肾小球功能受损，毛细血管腔变窄，甚至闭塞，可出现血尿、蛋白尿及管型尿等；并使肾小球滤过率下降，尿液减少，进而使水和各种溶质（包括含氮代谢产物、无机盐）的排泄减少，发生水钠潴留。因此，临床上有水肿，尿少，全身循环充血状态如呼吸困难、肝大、静脉压增高等表现。

症状不相同，病因却相关

上呼吸道感染可由病毒感染及细菌感染引起。上呼吸道感染的临床表现可以表现为急性咽扁桃体炎，急性咽扁桃体炎的病原体多为溶血性链球菌，起病比较急，咽痛症状突出，伴有发热、畏寒，体温可达到 39 ℃或以上；同时可发现扁桃体红肿，表面有黄色脓性分泌物。

急性肾小球肾炎亦多由溶血性链球菌感染引起，系感染诱发的免疫反应所致。多见于 5~10 岁儿童，男性略多，起病急，常于感染 14 天后发病。临床表现均有肾小球源性血尿，约 30% 为肉眼血尿；可伴有蛋白尿；80% 的患者可有晨起眼睑及下肢水肿，可有一过性高血压；严重者可出现肾衰竭，并伴随乏力、食欲减退、恶心、呕吐、头或者腰背痛、发热及视物模糊等。本病为自限性疾病，多数患者预后良好。少部分患者遗留尿异常和 / 或高血压而转为慢性，或于临床痊愈多年后又出现肾小球肾炎表现。一般认为，老年、持续高血压、大量蛋白尿或肾功能不全者预后较差，早期治疗可以改善预后，所以早发现、早治疗意义重大。

简单几招识别急性肾小球肾炎

（1）注意观察小便的变化：小便颜色变红，像洗肉水、咖啡、浓茶一样的颜色；小便浑浊或含有泡沫。

（2）晨起眼睑水肿，或伴有下肢轻度凹陷性水肿。

（3）有精神萎靡、面色苍白、肢软乏力、食欲缺乏、腰酸等症状。

若出现上述相关症状，应及时到医院就诊，明确诊断，进行规范治疗。

急性肾小球肾炎的调护

（1）要注意休息，避免过度劳累，待症状明显改善后再增加活动量，提高免疫力，预防各种感染。

（2）保持心情舒畅和情绪稳定。

（3）冬天做好保暖，低温下血管收缩，血压蹿升，小便量减少，血液凝结力变强，容易导致肾脏出状况。

（4）食用易消化且含有优质蛋白质（如蛋、鱼、牛奶、瘦肉及大豆等）、维生素的食物。

（5）遵医嘱服药，避免使用对肾功能有害的药物；许多市售的止痛药、感冒药和中草药都有肾脏毒性。

（6）控制血糖和血压，高血压、高血糖都有可能会造成血管硬化，而肾脏就是由数百万个微血管球组成，血糖血压控制不好，对肾脏的影响很大。

（7）适量饮水，不憋尿，尿液潴留在膀胱，引起细菌繁殖，细菌会通过输尿管进一步感染肾脏。

（8）定期复查，当临床症状消失后，蛋白尿、血尿等可能仍然存在，女性妊娠会引起肾脏负担加重，所以在妊娠期间应该规律监测肾功能，避免因为妊娠毒血症造成的尿毒症。

第六章

三因制宜需遵循，各类患者重调理

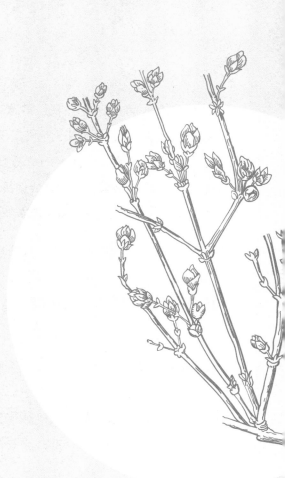

第九十二问

慢性鼻炎患者感冒后如何调理？

经常有人问："医生，我经常感觉鼻子堵堵的，好像鼻子就没通过，但又没有别的不舒服，我这是一直感冒没好吗？"不，这是慢性鼻炎，中医名曰"鼻窒"，是以经常性鼻塞为主要特征的疾病。常常呈间歇性或交替性鼻塞，严重者呈持续性鼻塞，鼻涕较少，时间久了还伴有嗅觉减退。

慢性鼻炎合并感冒后会有哪些不适？

当鼻窒患者感受风邪，即合并"感冒"，其鼻塞、流涕、打喷嚏等鼻腔的局部症状会加重，还会伴随发热、头痛等全身症状。

居家调护小妙招

（1）分型内治

症状如见鼻塞、鼻音重、喷嚏连连、流清水鼻涕、鼻腔黏膜红肿，又伴恶寒发热、头痛，则多属风寒证。

食疗方：葱豉汤。葱白（大的1根，小的3~5根），淡豆豉10~15克（凉水浸泡20分钟，备用）。先将淡豆豉放入锅中，加水300毫升，大火熬开转小火再熬15分钟，然后加入葱白，再熬5分钟，滤出汤。少量多次温服。

症状如见鼻塞较重、鼻流黏稠黄涕、鼻腔黏膜红肿，又伴发热、微恶风、头痛、口渴、咽痛、咳嗽痰黄，则多属风热证。

食疗方：桑菊杏仁粥。桑叶9克，菊花6克，杏仁9克，粳米60克，鲜薄荷叶5克。前两味加水适量煎煮，去渣取汁，加杏仁、粳米煮粥。起锅后加鲜薄荷叶焖5分钟。早晚食用。

（2）外治法

1）洗鼻：用生理盐水或鼻用海盐水清洗鼻腔，早晚各1次，局部清洁可缓解鼻黏膜炎症，此方法能够有效减轻鼻塞、流涕等不适症状。

2）滴鼻：用芳香通窍类的中药滴鼻剂滴鼻，以疏通鼻窍。鼻腔干燥、灼痛，甚至涕中带血丝的患者，可以用薄荷脑樟脑滴鼻液（薄荷脑、樟脑）滴鼻，每次1~2滴，每天3~4次。

（3）穴位疗法

取穴：迎香穴（正坐位，用手指自鼻翼沿鼻唇沟向上推，至鼻唇沟中点处可触及一凹陷，按之有酸胀感）。头痛、发热者，加太阳、风池、合谷、曲池穴。

操作方法：将食指指尖置于迎香穴，做旋转揉搓。吸气时向外、向上揉搓，呼气时向里、向下揉搓，连做 8 次，多可至 64 次，如鼻塞不通，尽可多做，按摩后喝 1 杯热开水。

预防与调护

慢性鼻炎患者感冒后若发热、头痛等全身症状明显，需在医生指导下用药处理。患者平日需要注意下面两点。

（1）鼻塞时勿强力擤鼻。擤鼻涕的方法：先按压单侧鼻翼，由另一侧将鼻涕向外擤出，然后用相同的方法再擤另外一侧鼻孔，双侧鼻腔单独清理。鼻涕不多者，亦可稍用力向后吸入咽部经口吐出。避免同时按住两侧鼻孔大力擤鼻，以防鼻涕经咽鼓管被压入中耳或经鼻窦开口被压入鼻窦，导致并发症。

（2）患病期间进入公共场所时宜戴口罩。

第九十三问

⚫ ⚫ ⚫ ⚫ ⚫ ⚫ ⚫ ⚫ ⚫

过敏性鼻炎患者感冒后如何调理？

春天万物复苏，你却狂打喷嚏，打得脑袋嗡嗡响，鼻子像关不上的水龙头，一大包纸都不够用……这很可能是过敏惹的祸！过敏性鼻炎，主要是指易敏者接触过敏原后出现的以发作性喷嚏、流涕和鼻塞为主的鼻病，中医称之为"鼻鼽"。

过敏性鼻炎合并感冒后会有哪些症状？

过敏性鼻炎患者合并感冒多因肺卫不固，风寒外袭所致，常有发热、恶寒、头痛、咳嗽、鼻痒、喷嚏、流清涕等症状，严重者可诱发哮喘、鼻窦炎、鼻息肉、中耳炎等疾病。

怎样区分过敏性鼻炎与普通感冒？

过敏性鼻炎发作期和普通感冒都容易出现打喷嚏、鼻塞、流鼻涕等症状，那该如何判断自己是过敏性鼻炎发作还是感冒呢？可以从以下症状来区分。

病程长短：过敏性鼻炎病程较长，有过敏病史，反复发作；感冒时间较短，有外感病史，一般 7~10 天可痊愈。

打喷嚏：过敏性鼻炎主要为接触过敏原后出现的发作性喷嚏，多达数十个；感冒偶有打喷嚏现象，个数不多。

鼻涕：过敏性鼻炎主要为清水样涕；感冒时鼻涕质地常有变化。

鼻痒：过敏性鼻炎鼻痒常见，可伴咽喉及眼部发痒，感冒少见。

全身症状：过敏性鼻炎全身症状少见；感冒全身症状较重，可见发热、恶寒、头痛、咳嗽等症状。

过敏性鼻炎患者感冒后怎么办？

（1）洗鼻

适用于急性期鼻塞、鼻涕较多时。建议使用生理盐水或专业洗鼻盐。洗鼻时需用专业洗鼻工具并控制好水温，以 37 ℃的温盐水最佳，每天洗鼻 1~2 次。

（2）穴位按摩

通过鼻部按摩，以疏通经脉，使气血流畅，达到宣通鼻窍、祛邪外出的作用。方法是用双手食指在鼻梁两侧（迎香穴）来回摩擦，每次 3 分钟，早晚各 1 次。

（3）药膳疗法

玉屏风粳米粥：适用于肺气虚弱、感受风寒的过敏性鼻炎人群康复后服用。黄芪 12 克，防风 6 克，白术 6 克，山药 15 克，红枣 5 枚，生姜 3 片，粳米 50 克。先将黄芪、防风、白术、山药洗净后温水浸泡 30 分钟，然后与生姜、红枣、粳米同置锅中，加入适量水，煮至米烂粥成。每天晨起即可服用。

银耳白果粥：适用于有过敏性鼻炎证为肺气虚寒的人群，可养阴润肺、益肺止咳。银耳 10 克，白果仁 10 克，粳米 100 克，红糖 50 克。先将银耳用温水泡发，去蒂后撕成小块，白果仁去芯捣碎，粳米淘洗干净，三味共放砂锅，加适量清水用文火熬粥，熬至米烂粥熟时，加红糖煮沸片刻即可，早晚 2 次温服，每天 1 剂。

预防调护

（1）避免暴露于已知或可疑的过敏原的环境中，保持居住环境洁净。

（2）锻炼身体，增强机体抵抗力，尽量避免感冒的发生。

第九十四问

中耳炎患者感冒后如何调理?

　　耳朵里流脓、流水吗?耳朵里像塞了棉花吗?一只耳朵听力下降吗?当耳朵出现以上症状,就需要警惕慢性中耳炎了。慢性中耳炎,即以耳内长期间断或持续性流脓、鼓膜穿孔、听力下降为特点的中耳炎症,中医称为脓耳。

慢性中耳炎合并感冒后会有哪些症状?

　　脓耳合并感冒多因外感风寒、风热之邪,易致耳闷、耳痛、耳内流脓、耳鸣、耳聋等局部症状,可伴发热、恶寒、头痛等全身症状。严重者可致脓耳变证。

感冒后慢性中耳炎的治疗

　　(1)清洗:适用于耳内流脓症状,滴药前清洗外耳道。可用耳用棉签蘸3%过氧化氢溶液伸入耳道,浸泡2~3分钟,一般深度不超过棉签头,再用耳用棉签将泡沫擦净,每天2次,至耳内脓液减少时停用。

（2）滴耳：适用于耳痛、耳内流脓症状。可选用抗生素类滴耳液，如氧氟沙星滴耳液，每天 2 次，每次 3~5 滴，疗程 5~7 天。滴药前将滴耳液握在手心加温至与体温相近，滴药时需侧卧位，患耳朝上，药物滴入外耳道后，手指按压耳前数次，促使药液进入耳道深部，保持侧卧 10 分钟，从而有效抗炎。

（3）滴鼻：适用于外感所致脓耳伴鼻塞症状。可用芳香通窍的中草药滴鼻剂，如复方鹅不食草滴鼻液，每天 3 次，每次 2~3 滴，至鼻塞症状改善时停药。或用 1% 麻黄碱滴鼻，每天 2 次，每次 2~3 滴，尽量短时间使用，不宜超过 7 天。

（4）鸣天鼓疗法：脓耳合并感冒出现耳鸣、耳聋之症时可用此法。首先调整呼吸，以双手指按摩耳郭四周，再将双手掌心紧贴于两外耳道口，两手指横放于枕部，食指叠于中指上，然后用力滑下，叩击脑后枕部，此时可闻洪亮之声，犹如击鼓声。左右手各叩击 24 次，双手同时叩击 48 次，每天 3 次。

预防与调护

（1）小儿及年老体弱患者，需注意病情变化，如出现头痛、发热、面部麻木、闭眼露睛、口角歪斜等症状，需警惕脓耳变证，及时到医院就诊治疗。

（2）注意正确擤鼻的方法：将手指压在一个鼻孔上，用另一侧擤鼻涕，然后用同样的方法擤另一侧鼻涕，忌用力过猛。有鼻涕时不宜做咽鼓管吹张（即捏鼻闭口鼓气）。

（3）保护鼓膜：鼓膜穿孔未愈合，禁止游泳，防止污水入耳；不自行挖耳或采耳，防止鼓膜受伤穿孔；外伤性鼓膜穿孔时禁用滴耳剂治疗；当患耳耳痛剧烈，发热不退时，需及时就医。

第九十五问

●●●●●●●●●

慢性支气管炎患者感冒后如何调理？

很多慢性支气管炎患者总是出现反复的咳嗽、咳痰、喘息等症状，尤其是在换季或者气温变化较大的时候。此时若不慎感冒，就更容易加重慢性支气管炎的病情。感冒与慢性支气管炎都属于肺系疾病，本身就有相似的症状，咳痰、喘息都是肺功能受损所致，责之于肺的宣发肃降失调。在疾病发生初期，风寒、风热、痰浊等邪气侵犯肺脏，引起感冒的同时会诱发慢性支气管炎；若病情不断发展，患者咳嗽、咳痰的频率与程度会逐渐加剧，最终发展为肺胀，出现喘咳、咳痰、胸闷、水肿、发绀等症状。

慢性支气管炎患者会碰到哪几种感冒？

风寒感冒，以发热、畏寒、咳嗽、咳吐白色痰液为主要表现；风热感冒，表现为发热、咳吐黄绿色黏痰、胸痛等症状；痰浊感冒，以咳吐大量白痰、头晕、胸闷等为主要表现；肺气虚感冒，以咳嗽、咳声轻微、乏力、疲劳为主要特征；肺阴虚感冒，表现为干咳、少痰、痰中带血等；肺阳虚感冒，以咳白色痰液、畏寒、易反复感冒为主要表现。

慢性支气管炎患者感冒后应该怎么办？

慢性支气管炎分为发作期与缓解期。如果患者在急性发作期不慎感冒，出现呼吸窘迫、神志昏迷、喉中痰鸣、口唇极度发绀等严重症状，应到医院予以控制感染、镇咳祛痰平喘、氧疗等处理，待病情平稳，再加以中医药治疗。如果患者处于缓解期，可参考感冒的治疗与处理方法，同时通过下列方法缓解或预防慢性支气管炎发作。

（1）三伏贴：取冬病夏治之意，在一年中最热的初伏、中伏和末伏，选取天突穴（喉咙直下，胸骨柄上窝凹陷正中）、膻中穴（两乳头连线之交点处）、大椎穴（在后背正中线上，可低头取穴，取颈部隆起最高点下处）等穴位进行药物贴敷，可以减轻慢性支气管炎发作。但应注意贴敷时间不要超过 6 小时，否则皮肤容易起泡、留瘢痕。

（2）耳穴压豆：取肺、肾、支气管、肾上腺、皮质下等耳区穴位，用消毒酒精对耳朵进行消毒，用镊子取王不留行籽粘贴在胶布上，贴压穴位。可用拇指按压穴位，每个穴位按压 30~60 秒，以出现酸麻胀痛为宜。双耳交替，疗程为 7 天。

（3）功法锻炼：可选取五禽戏、八段锦、太极拳等，能改善肺功能，缓解慢性支气管炎的症状，同时强身健体，防病御邪，避免感冒的发生。但需要注意运动量不可过大，以机体能耐受为度。

（4）药膳：如果慢性支气管炎患者感冒之后，症状不重，可以选择药膳来缓解感冒症状。风寒证，可选用生姜 10 克、紫苏 5 克、陈皮 10 克，以开水泡服；风热证，可服疏风清热饮，取金银花 10 克、连翘 10 克、薄荷 5 克、牛蒡子 10 克、淡竹叶 10 克，以水煎汤代茶饮；痰浊证，可选用理脾粥，取大米若干、陈皮 10 克、茯苓 15 克、薏苡仁 30 克、白扁豆 10 克、肉豆蔻 3 克，按常法熬粥即可；气虚、阳虚证者，可选用养肺煲，取排骨 1 根，斩块，以党参 10 克、肉桂 5 克、黄芪 10 克，与排骨同煲，熬汤服用；肺阴虚证，则可服养阴润肺饮，取太子参 15 克、黄精 10 克、山药 15 克、玉竹 10 克、莲子 10 克，以冰糖 5 克，熬水代茶饮。

第九十六问

●●●●●●●●●●

哮喘患者感冒后如何调理？

　　提到哮喘，我们首先会想到呼吸急促、喉咙发出响声。为何会出现这些症状呢？元代著名医学家朱丹溪指出"哮喘专主于痰"，发作时痰阻气道，肺失肃降，痰气交阻，气道挛急，从而出现反复发作的喘息、气急、伴或不伴胸闷、咳嗽、多痰等症状。哮喘属"哮病""喘证""咳嗽"等范畴，分为发作期和缓解期。感冒是哮喘患者出现哮喘发作的危险因素之一，患者感冒后会出现剧烈咳嗽，同时伴有咽部刺痒、喘息、胸闷等症状，因此需要引起高度重视。

哮喘患者感冒后需警惕急性发作

　　哮喘患者感冒后易诱发哮喘急性发作，以下方法有利于延缓哮喘发作。按摩合谷穴、孔最穴、太渊穴，每穴位按摩5~10分钟，每天2~3次；同时可行耳穴压豆，将王不留行籽或磁珠用胶布贴于耳朵相应的穴位上，可取肺、气管、肾上腺、交感等穴，喘息气促者加肾穴，痰多者加脾穴，胸闷者加神门穴，每天按压 3~5 次，每次按压 1~2 分钟，按压以耳廓发热为度，保持贴压部位干燥清洁，夏天贴压 1~3 天，冬天贴压 3~7 天，对胶布过敏者（表现为耳部贴压部位发痒等）可采用中华耳贴。

哮喘感冒后缓解期保健方法

（1）穴位贴敷

三伏贴法可显著改善哮喘患者的喘息、气急、胸闷或咳嗽等临床症状，并可减少哮喘发作次数。《张氏医通》记载有白芥子膏：细辛、甘遂各 10 克，炒白芥子、延胡索各 20 克，研细末后用生姜汁调成糊状，然后贴敷在相应的穴位上（肺俞穴、定喘穴、膻中穴、天突穴、中府穴、风门穴）。根据皮肤耐受程度，以皮肤潮红为度，贴 2~4 小时后去药洗净，注意防止皮肤损伤。三伏贴法适用于哮鸣如水鸡声、咳痰清稀或痰为白色泡沫状、口不渴的患者。

（2）六字诀呼吸操锻炼

站立，全身放松，采用腹式呼吸或鼻吸口呼，放松腹部肌肉，膈肌收缩，腹部隆起，此时屏气 2~3 秒，然后改唇形为吹口哨状，发"嘘"字音连续 6 遍，"呵"字音连续 6 遍，"呼"字音连续 12 遍，"呬"字音连续 12 遍，"吹"字音连续 12 遍，"嘻"字音连续 6 遍。每天进行 3 次六字诀呼吸操训练，每次约 20 分钟。坚持练习此方法可有效改善哮喘患者的呼吸功能。

（3）刮痧

取风池穴（耳垂齐平处作一横线与后发际线的凹陷处）、大椎穴（正坐低头，头左右转动，在动与不动的高骨之间的凹陷处）、肩井穴（大椎与肩峰连线的中点）、天突穴（喉结垂直向下摸到凹陷中央处），每个穴位刮5~7分钟，力度以被刮者能承受为宜。刮痧后注意保暖，若口渴饮温开水。此法适用于面色潮红、咳痰黄稠、口渴喜饮的患者。

（4）食疗方

五味子煲鸡：五味子10克，嫩鸡肉300克，生姜、紫苏叶少许。炒熟后加入适量水、盐、鸡精、葱段等，温火30分钟后煲熟食用。适用于哮鸣如水鸡声、咳痰清稀或痰为白色泡沫状、口不渴的患者。

贝母猪肺汤：罗汉果15克、猪肺150克、浙贝母10克、桑白皮15克。猪肺洗净切块，加水文火炖煮1小时。加入罗汉果、浙贝母和桑白皮，继续炖煮半小时，加调料即可食用。建议每天2次，每次150~200毫升，猪肺可食用。适用于痰鸣如吼、胸高气粗、咳痰黄稠的患者。

预防调护

（1）生活调理：注意防寒保暖，适度锻炼，增强体质，以御外邪；避免睡荞麦皮枕头，室内不放花草，不饲养小动物，避免使用地毯、毛毯、羽毛枕及羽绒衣等；出门在外随身携带快速有效的平喘药物。

（2）哮喘患者感冒期间饮食宜清淡，忌肥甘油腻、辛辣甘甜之品，防止生痰生火，避免海腥发物；避免接触刺激性气体、烟雾、灰尘和油烟等。

（3）哮喘患者需慎用解热镇痛类感冒药，如阿司匹林等，用之可能会诱发或加重哮喘，建议遵医嘱用药。以上方法并不能替代哮喘药物治疗，若出现严重哮喘症状应及时就医并遵从医生的建议。

第九十七问

冠心病患者感冒后如何调理？

冠心病与感冒的关系

感冒可以导致人体肺部的通气功能障碍，对氧气的摄入能力下降，使人体的血液处在一个低氧状态，引起交感神经兴奋、心肌耗氧增加，加重心肌缺血症状，可能诱发心功能进一步恶化，甚至导致急性心力衰竭，对机体造成损害，如治疗不当可能危及生命。另外，感冒药物可能与冠心病药物相互作用，影响药物疗效，同时服用多种药物可导致肝肾功能损伤。故冠心病患者应做好个人防护，尽量避免感冒，减少药物对冠心病用药的影响。

冠心病患者预防感冒的措施

冠心病患者感冒后容易出现心律失常、心力衰竭及急性冠脉综合征，且往往预后不佳，因此预防感冒尤为重要。建议平时保持良好的生活习惯，保证充足睡眠，摄入低脂、优质蛋白质饮食，控制糖类的摄入，避免进食高胆固醇食物。多进食蔬菜、水果、豆制品等。宜戒烟、限酒，补充足量维生素C。保持心平气和，避免过度劳累和情绪紧张。忌大喜大悲等较大的情绪波动。

冠心病患者感冒后如何调理？

（1）感冒后出现心悸心慌：感冒后体温升高往往引起心悸心慌，另外需警惕病毒性心肌炎引起的心律失常，如心悸心慌症状为一过性，休息后可缓解，则不需特殊处理；如持续出现心悸，建议前往医院完善相关检查后对症处理。心悸心慌发生后可点按内关穴：内关穴是手厥阴心包络经的重要合穴，位于手掌面关节横纹的中央往上约三指宽的中央凹陷处，每次按揉3分钟后间歇1分钟后，再进行按揉。

（2）感冒后出现咳嗽：咳嗽出现在白天且不持续、不剧烈，无明显咳痰可先观察或服用川贝炖雪梨（雪梨去皮去核，放入川贝母10克，冰糖少许，加800~1000毫升水大火煮开后小火炖39分钟即可食用）。如咳黄色痰，需警惕肺部感染的可能，必要时在医生指导下使用抗生素；如咳嗽出现在夜间，伴有端坐呼吸、面色灰白、口唇青紫、大汗、常咳出泡沫样痰，考虑可能为心力衰竭，建议立即就医。

（3）感冒后出现胸痛：感冒容易增加心肌的耗氧量，促使心肌缺血，诱发心绞痛频繁发作导致胸痛等。心绞痛是突然发生的位于胸骨体上段或中段之后的压榨性、闷胀性或窒息性疼痛，亦可能波及大部分心前区，可放射至左肩、左上肢前内侧，甚至放射至无名指和小指，范围有手掌大小，偶可伴有濒死的恐惧感觉。若发生心绞痛，需立即舌下含服速效救心丸或丹参滴丸，如休息、服药后症状缓解，则无须特殊处理，如未能缓解，建议立即就医。

冠心病患者感冒后的注意事项

（1）坚持按时服用冠心病药物，积极治疗感冒，在感冒药物选择上尽量使用单一药物，避免复方成分对心脏造成二次损伤。

（2）出汗后喝水宜少量多次，不宜一次性大量饮水，以免加重心脏负担。

（3）如出现持续性心悸心慌、咳嗽咳痰、胸闷气促等症状，建议及时就医。

第九十八问

* * * * * * * * *

高血压患者感冒后如何调理？

高血压与感冒的关系

感冒后出现发热、头痛等症状，会导致外周血管收缩进而引起血压升高。在治疗感冒时，使用退热药或其他解热镇痛药会导致大量出汗，如果没有及时补充血容量，容易产生低血压，尤其是对于那些老年虚弱的患者，退热大汗后可能造成患者出现低血压、休克，甚至分水岭性脑梗死。高血压患者一定要做好预防，避免感冒。

高血压患者感冒后调护

（1）高血压感冒后需要调整药物吗？

如 1 周内血压有轻度升高（< 160/100 mmHg），可先观察，暂不处理；如血压 ≥ 160/100 mmHg，建议立即就医调整降血压方案。

（2）高血压患者如何选择感冒退热药？

非甾体抗炎药（如布洛芬）会促进血管收缩；抗组胺成分药物容易引起水钠潴留和水肿；含有麻黄碱或者伪麻黄成分的感冒药会抑制中枢神经兴奋性；中草药中甘草含有甘草甜素，水解后会产生甘草次酸，导致血压升高。因此非甾体抗炎药、抗组胺成分药、含有麻黄碱或者伪麻黄成分的药物、含有甘草的药物均会引起血压升高，建议选择单方退热药及感冒药，如对乙酰氨基酚。在服药时间上，高血压药一般是早晨空腹服用，感冒药及退热药一般对胃有刺激，建议饭后半小时再服用。

高血压患者出现头痛、头晕和头胀怎么办？

如果出现一过性头痛等症状，且考虑是感冒导致的，建议积极治疗感冒。如出现持续性头痛、头晕和头胀，伴有恶心呕吐、呕吐呈喷射状，且烦躁不安，需警惕感冒导致血压升高进而出现颅内压增高，建议立即就医。轻度头痛、头晕和头胀可按揉两侧太阳穴，太阳穴位于头部，当眉梢与目外眦之间，向外约一横指的凹陷处，按摩力度不宜过重，以酸胀能耐受为限。

高血压患者感冒后失眠加重怎么办？

高血压患者肝火旺盛，上扰心神易失眠，加之感冒引起的身体酸痛、咳嗽、鼻塞等会加重失眠症状。可取钩藤 40 克、夏枯草 30 克、桑叶 20 克、菊花 20 克、吴茱萸 15 克，加水 1 升煎煮去渣后倒入足浴盆，42 ℃水温泡双足 30 分钟。

高血压患者感冒后注意事项

（1）保持大便通畅，食物宜三高五低：高新鲜度、高纤维素、高蛋白质、低糖、低盐、低脂、低胆固醇、低刺激性。

（2）监测血压，每天至少监测早中晚3次血压为宜。出现头痛、视物模糊等症状需立即测量血压。

（3）反复发热超过39℃，伴剧烈头痛、恶心呕吐等症状，建议及时就医。

第九十九问

糖尿病患者感冒后如何调理？

糖尿病患者为何容易感冒？

糖尿病属中医学"消渴"范畴。《素问·评热病论篇》言："邪之所凑，其气必虚。"糖尿病患者多先天禀赋不足，五脏虚弱；或过食肥甘，脾虚痰湿；或素体阴虚，燥热偏盛；或消渴病久，脏腑虚弱，正气不足，腠理空虚，外邪入侵，无力抵御，极易发生感冒。

糖尿病患者感冒后该如何调理？

（1）感冒后倦怠乏力：糖尿病患者多年老体弱、正气亏虚，感冒后极易出现精神欠佳、倦怠乏力。若伴有气短懒言，可选用西洋参6克、炙黄芪6克、陈皮6克、炒杜仲9克、炙甘草6克，加水500毫升，煎15~20分钟，代茶饮以益气养阴；或食用药膳西洋参乌鸡汤（西洋参10克、乌鸡100克、生姜3片，加入1500毫升清水，然后隔水炖90分钟）等。若伴有五心烦热、腰膝酸软、畏寒肢冷，可选用温脬饮（肉桂6克，人参6克，山茱萸10克，加水500毫升，煎15~20分钟），代茶饮，以益气扶正、阴阳双补。

（2）感冒后口干咽燥：糖尿病患者多阴虚内燥之证，感冒后津液无力上乘进而加重口干咽燥之象。可选用滋脬饮（知母10克、天花粉10克、葛根10克，加水500毫升，煎15~20分钟），代茶饮；或多食用乌梅、蓝莓、西葫芦等以养阴利咽、生津止渴。

（3）感冒后干咳少痰：糖尿病患者多气阴两虚，感冒后外邪与伏燥夹杂，容易出现干咳少痰。可选用沙参10克、麦冬10克、玉竹10克、浙贝母10克，加水500毫升，煎15~20分钟，代茶饮，以养阴润肺、化痰止咳；或食用药膳沙参麦冬瘦肉粥（沙参20克，麦冬10克，瘦肉200克，红枣3个，加清水200毫升，武火煮沸后，文火煮2小时，调味即可）以益气养阴。

（4）感冒后食少纳差：糖尿病患者多脾虚痰湿，感冒后容易湿毒困脾出现食少纳差、呕吐腹泻等症状。若伴有头身重痛、胸闷欲呕，可口服藿香正气液解表化湿止呕；或选用茯苓10克、白术10克、泽泻6克，加水500毫升，煎15~20分钟，代茶饮，以健脾利湿。

（5）感冒后肢体凉麻：糖尿病患者日久伤精耗血，经络虚涩，感冒后气血不能濡养肌肉，更易出现肢体发凉、麻木不仁之象。可选用四藤一仙方加减（鸡血藤20克、海风藤20克、忍冬藤20克、钩藤20克、威灵仙20克、路路通20克、艾叶 20 克）中药泡脚疏通经络、散寒除湿，每次 30 分钟，药液随时加温以保持 38 ℃左右，每天 2 次。注意控制水温，防止烫伤。糖尿病足部溃疡者禁用。

（6）感冒后焦虑失眠：糖尿病患者本易产生不良情绪，加之感冒后全身不适，更易产生焦虑、失眠等症。可选用肝、胆、心、内分泌、皮质下、神门、交感等耳穴压豆，每天按压 20~30 次，每次留置 2~4 天，5 天为 1 个疗程。

糖尿病患者感冒后需要特别注意什么？

（1）摄入充足水分：糖尿病患者感冒后体内水分消耗增加，补水不充分可能会导致酮体超标，出现糖尿病酮症酸中毒等急性并发症。需要多补充水分，维持体液及电解质平衡。

（2）增加血糖监测：感冒后发热、咳嗽等可引起应激性的血糖增高；食欲下降或者呕吐、腹泻等可引起血糖偏低，需增加血糖监测次数，及时发现高血糖和低血糖。

（3）谨慎选择药物：糖尿病患者感冒后应选择无糖中成药含片、感冒冲剂等产品，避免升高血糖；谨慎选择标有"肾功能不全者慎用"的感冒药，避免糖尿病肾脏损害。

（4）防治肺部感染：糖尿病患者痰内富含糖分，易成为细菌培养基，导致严重肺部感染。因此，糖尿病患者感冒后应及时处理，预防肺部感染。如出现咳嗽明显加重、呼吸困难、胸闷、气促等症，建议立即就医。

第一百问

慢性肾脏病患者感冒后如何调理？

慢性肾脏病患者为何容易感冒？

《灵枢·百病始生》云："邪不能独伤人。"外邪伤人致病，必有正气亏虚、卫外失职。慢性肾脏病患者患病日久，肾元亏虚，脾失健运，气化功能不足，升降开合失常，正气虚弱，外邪（尤其是风寒、风热之邪）乘机侵入人体而致感冒。

预防重于治疗！

慢性肾脏病患者不同于普通人群，特别是服用糖皮质激素、免疫抑制剂或细胞毒性药物及正在接受透析治疗的患者，感冒可能会加重此类患者的肾脏原发病，或出现其他严重并发症而危及生命。因此，慢性肾脏病患者一定要注意预防感冒。平时应注意：①随环境变化及时增减衣被，避免外邪侵袭。②应避免去公共场所，以防止交叉感染。③清淡饮食，少食肥甘厚味，建议多吃健脾益肾的药物或食物，如山药、枸杞子、黄精等。④避免熬夜，节制房事，防止过劳。⑤适当运动锻炼，调和气血，培护正气。⑥慎用肾毒性药物，密切关注病情变化，定期复查。

慢性肾脏病患者感冒后如何调理？

（1）感冒后出现恶心呕吐：慢性肾脏病患者脾肾亏虚，湿蕴成浊，升降失职，感冒后极易出现食欲减退、恶心、呕吐等症。可选用小半夏汤（姜半夏 10 克、生姜 10 克）降逆止呕；若伴有鼻塞流清涕、咳白痰等寒证，可加紫苏叶 10 克散寒止呕；若伴有发热、咽喉肿痛、咳黄痰等热证，可加竹茹 10 克清热止呕；若伴有头昏重痛、胸闷等症，可加藿香 10 克化湿止呕；以上药物加水 600 毫升，文火煎取 300 毫升，每次服用 50~100 毫升。

此外，可按压内关穴（伸臂手心向上，微屈腕握拳，从掌横纹向上三横指处，手臂内侧可触摸到两条索状筋，这两条筋之间便是此穴），以拇指桡侧偏锋按住皮肤及穴位，不离皮肤表面，运用腕部的来回摆动，带动拇指指关节的屈伸活动，施以旋转回环的连续动作，着力逐渐由小到大，再慢慢由大到小，均匀且柔和地旋转，力量须深而稳重。每次按揉 3~5 分钟，如此交替按揉，以患者自我感觉舒适，症状缓解为宜。

（2）感冒后出现水肿、小便不利：慢性肾脏病患者肺脾肾亏虚，气化功能不足，水液代谢失调，感冒后更容易出现水肿、少尿、小便不利症状。可选用玉米须 30 克，冲入沸水 250 毫升，代茶饮以利水消肿。亦可食用药膳鲫鱼冬瓜皮汤（去头去尾鲫鱼肉 150 克，带皮冬瓜 150 克，水 600 毫升，小火熬 180 分钟，熬出汤汁约 300 毫升，每天 2 次，每次 100~150 毫升，隔日 1 剂）。但需控制总入水量及钠盐摄入量。

此外，还可选用王不留行籽耳穴压豆治疗（取耳穴肺、脾、肾、膀胱、三焦、尿道、外生殖器等），用镊子将有王不留行籽的胶布对准耳穴，拇指、食指分别放置在耳郭正面、背部实施按揉，注意力度由轻至重，以耳郭感到发热及按压部位酸麻胀为宜，每次按压 10 分钟，每天 3~5 次，对侧耳穴同样操作。

（3）感冒后出现血尿、蛋白尿：慢性肾脏病患者脾肾亏虚，精微下泄，感冒后更易败伤脾肾之气，容易出现血尿、蛋白尿等。若伴有倦怠乏力、纳差等症，可多食用黄芪、山药、枸杞子、大枣等健脾补肾之品；或可食用黑木耳红枣花生粥（黑木耳 30 克，红枣 50 克，红皮花生 30 克，粳米 100 克，放入锅中加水煮粥，食前可加少许白糖调味）；另有某医院院内制剂禾肾丸，具有益肾健脾之效，可降低尿蛋白水平。若血尿伴有尿频、尿急等热证，可多食用凉血止血的食物，如鲜藕、荸荠、荠菜、冬瓜、西瓜、莲子等，或可选用淡竹叶 10 克、白茅根 10 克、侧柏叶 10 克，加水 500 毫升，煎 15~20 分钟，代茶饮。

此外，可艾灸脾俞（在第 11 胸椎棘突下，旁开 1.5 寸）、肾俞（位于第 2 腰椎棘突下，旁开 1.5 寸）、中脘（在上腹部，前正中线上，当脐中上 4 寸）、神阙（肚脐中央）、关元（下腹部，前正中线上，当脐中下3寸）、气海（前正中线上，当脐中下1.5寸）、足三里（位于小腿外侧，犊鼻下3寸）等穴，每次每穴15分钟，每天1次，但需注意该疗法不适用于阴虚热证者。

慢性肾脏病患者感冒后需要特别注意什么？

（1）若无明显症状，建议做好监测（测体温、称体重、量血压、测血糖、查尿蛋白），按时服药，切记不可随意停药。

（2）若出现发热、头痛等症状，因布洛芬等解热镇痛药有肾损伤的风险，建议在医生指导下使用药物（中药、中成药）对症治疗。

（3）若出现水肿加重、大量蛋白尿、肉眼血尿、严重恶心呕吐等不适症状，考虑可能发展为慢性肾脏病或急性肾损伤，建议及时就医诊治。

第一百零一问

慢性乙型肝炎患者感冒后如何调理？

　　乙型肝炎病毒久居体内，使患者的机体免疫功能低下，极易被其他各种病毒、细菌等致病因子感染，引发感冒。日常调理能减少对肝脏的损伤，患者要尽可能地避免致病因素的影响，使机体免疫力维持良好的状态。日常调理需做到以下几点：①戒酒，酒精及其代谢产物都会对肝脏产生毒性作用，所以应该严格禁酒。同时也应控制脂肪和糖的摄入，以减轻肝脏负担。②不滥用药品、保健品，减少药物对肝脏的损害。③规律作息，不熬夜。④适量运动，以抵御外邪，做到春防风、夏防暑湿、秋防燥、冬防寒。⑤保持心情平和开朗，长期愤怒抑郁的情绪，不利于肝脏的修复。

　　慢性乙型肝炎患者感冒后如何调理？

　　（1）感冒后如出现全身发热、食欲下降、心火难消等情况，可选用艾灸。选取大椎（第7颈椎棘突下）、曲池（屈肘成直角，肘弯横纹尽头处）等穴位，清洁皮肤后将点燃的艾条悬于穴位 2~3 厘米高处熏灸，每个穴位灸 10 分钟左右，直至皮肤出现红晕，每天 1 次。高热时可选用冰袋冷敷额头、腋下等部位。

（2）感冒后如出现食欲不振、恶心、腹泻等情况，是由肝病犯胃、胃失和降、脾虚失运引起。可选用穴位贴敷来健脾解郁：柴胡 12 克，当归、白芍、茯苓各 6 克，研磨成粉，加蜂蜜调制，穴位选肝俞穴（后背，第 9 胸椎棘突下，旁开 1.5 寸），将药贴敷于穴位上，每天 1 次，每次贴 6~8 小时。如发生呕吐，要及时清理，口干口苦者可用金银花甘草液漱口。

（3）感冒后如出现肝区疼痛或不适，右上腹部隐隐作痛且情绪低落，则可能是因为肝郁气滞、肝脉瘀阻。慢性乙型肝炎患者本身存在肝气郁结，加上感冒侵袭，则更应该保持心情舒畅，避免过怒、过悲、过度紧张等不良情绪，推荐听五行角乐如《江南好》《江南丝竹》等，每次 30 分钟。

（4）感冒后如出现黄疸、面色晦暗等症状，甚或出现皮肤、巩膜、黏膜等黄染时，应及时就医。日常调理可选用黄疸药浴来利胆退黄、止痒爽身，将茵陈、谷精草、石决明、野菊花各 10 克，加水煎成 2000 毫升中药浴液，分次外搽胸背部皮肤，以微微汗出为宜。

慢性乙型肝炎患者感冒后的注意事项

（1）切不可自行随意用药，应当在专业医生指导下用药。长期用药或用药过多、过杂会增加肝脏负担，故应遵循医嘱，最好尽早用药、早停药，以减少肝脏负担。

（2）若出现持续高热（38.5 ℃以上）不退、面色潮红、鼻流脓涕、咳嗽有痰、腹胀、尿黄等症状，则需立即就医。

第一百零二问

●●●●●●●●●●●●

肝硬化患者感冒后如何调理？

　　肝硬化患者受湿、热、瘀等影响，致肝郁日久伤脾，久病伤肾，引起肝脾肾同病。机体本身处于邪气太盛、正气虚弱之时，当生活出现起居不当、寒暖失调、劳倦过度时，更易感受外在邪气，加重原本肝硬化带来的症状。

肝硬化患者如何预防感冒？

　　（1）调整情绪：保持积极乐观的精神状态，平时可以听听乐曲，如古琴曲《流水》《阳春》，能疏解心头郁闷，摆脱悲痛，振奋精神。

　　（2）疾病恢复期应注意休息，可适当做一些慢节奏的运动，增强体质，但应避免劳累。

　　（3）饮食调摄：禁饮酒，适当摄入脂肪，控制动物脂肪摄入，根据病情变化及时调整。蛋白质有修复肝细胞的作用，以鸡肉、鸡蛋、牛肉、牛奶、鱼和猪瘦肉或者豆制品为主，血氨升高时限制或禁食蛋白质，好转后以植物蛋白为首选，如豆制品。若出现腹水，应限制钠和水的摄入，食盐摄入量控制在4~6克/天，24小时液体摄入量控制在1000毫升以内。

肝硬化患者感冒后如何调理？

（1）感冒后肝胆湿热证者会加重皮肤巩膜黄染、胃脘胀闷、口臭口干等症状。药物可凉服，用茵陈[茵陈18克，栀子12克，大黄（去皮）6克]泡水代茶饮利湿退黄。胃脘闷胀，肝硬化患者可循经按摩足阳明胃经、足少阳胆经，口干口臭者可使用金银花、甘草熬水漱口。

（2）感冒后水湿内阻证者会加重胸闷气短、腹部水肿等症状。可选用艾灸中脘（在上腹部，前正中线上，脐上4寸处）、足三里（小腿外侧，犊鼻下3寸）等穴位，每次15~20分钟，以穴位处微微泛红为宜，防止烫伤、烧伤。避免抓挠水肿处皮肤，保持皮肤清洁卫生，腹水严重时取半卧位，以利于呼吸，尽可能避免剧烈咳嗽、打喷嚏引起腹内压突然剧增。

（3）感冒后脾肾阴虚者会加重睡眠障碍等症状。可选用芳香疗法。方法一：薰衣草1~2滴，睡前30分钟滴于枕头或香薰。方法二：薰衣草、雪松、香草、檀香，睡前涂抹于颈部、脊柱和脚底。

（4）感冒后脾肾阳虚证者会加重口燥、畏寒、腹泻等症状。可使用桂萸散穴位贴敷：肉桂、胡椒各3克，吴茱萸、艾叶各6克，研细末后加食醋适量，敷神阙穴（肚脐）、三阴交穴（小腿内侧，当足内踝尖上3寸，即四指宽，胫骨内侧缘后方），用纱布固定，隔日1敷。消化道出血、肝性脑病者慎用此法。

肝硬化患者感冒后的注意事项

（1）有食管胃底静脉曲张者应食菜泥、肉末、软食，进餐时细嚼慢咽，切勿混入硬屑、鱼刺、甲壳等坚硬粗糙的食物。

（2）出现凝血功能异常情况如齿龈出血、鼻衄、紫癜、贫血等出血倾向，或出现呕血、黑便、便血等症状，此时一定不要耽搁，应紧急就医，以免错过最佳治疗时机。

（3）肝硬化患者长期厌食、腹泻，以及肝细胞合成蛋白质功能受损、消耗过大，会导致营养不良的发生，在情况允许下，可少量多餐，增加食物的多样性，保证充足的营养摄入。

（4）出现腹水的情况如腹胀、腹围增大时，应及时就医治疗。

（5）出现性格（内向者变为多话者）、行为（乱洒水，乱吐痰，乱扔纸屑）、智能改变（定向障碍、睡眠颠倒等）和意识障碍（嗜睡、记忆力下降）等变化，应警惕肝性脑病的发生，及时治疗。

第一百零三问

❀ ❀ ❀ ❀ ❀ ❀ ❀ ❀ ❀ ❀ ❀ ❀

中风遗留功能障碍患者感冒后如何调理？

中医学认为中风后遗症多属于"本虚标实"，也就是说，中风患者多存在气血衰少，气血衰少则防御卫外功能下降，容易受外邪侵袭、感受触冒风邪而发生感冒。那么，中风遗留功能障碍患者感冒后应该注意什么？

伴随运动功能障碍的患者感冒后如何护理？

这类患者具体表现为半身不遂，患者无法正常活动，甚至伴有感知觉的丧失。这类患者感冒后出现咳嗽咳痰的话，可能无法自主排痰，而痰液排出不畅常引发反复的肺部感染和呼吸功能障碍。患者应多饮水帮助稀释痰液，可以用麦冬泡茶饮用以养肺阴。护理人员可以采用叩击排痰法，将手掌屈成杯状，以腕力从胸背下部向上方双手交替拍打背部辅助排痰。或者采用震颤排痰法，将手放在患者胸壁，嘱患者深呼吸，在深吸气时以震颤频率挤压患者胸部，连续3~5次。对于长期卧床者，应勤翻身拍背，避免坠积性肺炎。

有认知功能障碍的患者感冒后如何护理?

这种障碍具体表现为患者无法进行简单的逻辑分析,也无法回忆起过去的一些事情,病情严重者甚至无法认出自己的家人。对于这类人员应该多加看护,避免患者独自外出而发生意外。患者不能正确表达自己的不适症状,应观察患者的神志、呼吸、语言及肢体活动的变化,注意体温及血氧情况,关注血压变化,必要时须就医治疗。

伴随吞咽功能障碍的患者感冒后如何护理?

这类患者表现为饮水呛咳或无法正常进食,咀嚼或吞咽时需要过多的口腔动作,每口食物需要咽两三次,进食后口腔仍残留许多食物,或者在咀嚼过程中有食物掉落。严重者没有办法正常喝水吃饭,这类患者不仅易出现营养不良,还可因伴随误咽而发生吸入性肺炎、窒息等危及生命。

这类患者感冒后咽痛会加重吞咽障碍,这个时候可以用盐水漱口稀释口腔内的黏液,刺激病毒和细菌的排出。可以服用葱白利咽汤(桔梗6克、甘草3克放水中煎煮6分钟,加入葱白2根,煮2分钟)。如果出现呼吸困难,请及时就医。如果是不能正常进食的患者应当注意补充水液,给予必要的营养支持。

遗留大小便功能障碍的患者感冒后如何护理?

患者会无法控制自己的大小便,甚至在大小便已经出来之后也没有感觉。这类患者感冒后若出现腹泻,应当更加细心护理,注意给予患者安慰和鼓励,让其摄入适量的液体,多饮水以促进排尿反射，预防尿路感染。入睡前限制饮水，减少夜间尿量。要保持皮肤的清洁干燥，清洗会阴部皮肤，频繁更换护理垫、床单、衬垫。如果出现腹泻，注意及时处理，一旦发现粪便污染，及时清洁，适量涂抹护臀油，防止皮炎和压疮。

　　对中风患者的看护是长期、烦琐的工作，护理人员应当尽量给患者建立轻松、愉快的家庭生活氛围，以利于病情的好转。

第一百零四问

> ● ● ● ● ● ● ● ● ● ● ●

帕金森病患者感冒后如何调理？

　　帕金森病主要表现为头摇动、肢体颤动、双手不能持物、行动缓慢、表情淡漠等运动性症状，除此之外，抑郁、睡眠障碍、便秘和认知障碍等非运动症状也逐渐成为了帕金森病患者的困扰。帕金森病患者因得不到适当的锻炼，体质不如常人，往往比常人更容易感冒。那么，帕金森病患者感冒后该注意什么呢？

帕金森病患者合并风寒感冒，感冒后调理以"温"为主

　　风寒感冒就是我们通常说的着凉后感冒，是风寒之邪外袭、肺气失宣所致。主要表现为恶寒重、发热轻、无汗、头痛身痛、鼻塞、流清涕、咳嗽、吐稀白痰、口不渴或渴喜热饮、舌苔薄白。

　　帕金森病患者合并风寒感冒出现不同症状，应做相应处理。

（1）感冒后震颤、头摇动加重：帕金森病患者感冒后风寒之邪外袭经络，容易加重震颤、头摇动等运动性症状，可采用温经散寒通络的治疗方法。比如用热敷盐包温经散寒通络，或用艾条、艾灸盒等温通筋脉，或用中药足浴（干艾草10~30克、生姜50克煮水10分钟左右，待水温降到43℃左右，泡脚15分钟或泡至前额后背微微出汗，然后盖好衣被静卧休息）。治疗过程中最好有专人看护，避免烫伤。

（2）感冒后咳嗽咳痰：帕金森病患者出现咳嗽咳痰后陪护人应注意实时陪伴，采用叩击法辅助排痰，避免患者发生坠积性肺炎。风寒感冒型帕金森病患者痰液呈白色，较为稀薄，流清鼻涕。可多喝水帮助稀释痰液，可以食用萝卜葱白生姜汤宣肺解表、化痰止咳（萝卜1个，葱白6根，生姜15克。用水三碗先将萝卜煮熟，再放葱白、姜，煮至一碗汤，连渣吃尽。萝卜可化痰清热，葱白可发汗解表，生姜可温肺散寒止咳）。

（3）感冒后发热：对于不能自理的帕金森病患者，护理人员注意帮助监测体温。体温度低于38.5℃且无明显不适症状时不需要退热治疗，以多饮水补充体液为主；体温高于38.5℃时可以使用退热药。风寒感冒发热通常不会出现高热，注意多饮水补充体液，可以服用葱豉汤通阳发汗（葱白3枚、淡豆豉6克，加水600毫升，煮至约200毫升，放至常温，一次喝完）。同时可以刮大椎穴（在低头时，颈背部交界处椎骨高突处）解表泻热，涂抹凡士林、精油等，从上往下、从左往右刮，刮痧板与刮拭方向呈45°夹角，以患者微微出汗或喊疼为适宜，不可强求出痧。可以按压迎香穴（鼻翼外缘中点旁，鼻唇沟中）1分钟以疏散风热、通利鼻窍。

帕金森病患者合并风热感冒，感冒后调理以"凉"为主

风热感冒由于风热之邪侵袭卫表、肺气失和所致。主要的症状表现有发热重、微恶风、有汗、咳嗽、咳痰（痰黏色黄）、鼻塞、流黄涕、咽喉红肿疼痛、口干口渴喜饮、舌尖边红、苔薄白微黄。

帕金森病患者合并风热感冒出现不同症状，应做相应处理。

（1）感冒后出现头痛：风热感冒初起，如出现头痛症状，可选用头部刮痧或用按摩梳梳理头部，每次5~10分钟，以头皮发热，痛点缓解为度。

（2）感冒后咳嗽咳痰：风热感冒患者咳嗽频繁剧烈、痰液黏稠难咯，可有咽喉痛。可用鱼腥草、百合、芦根等煮水饮用，以清热润肺化痰。

（3）感冒后便秘加重：帕金森病患者风热感冒后可能加重其便秘，注意多饮水；多吃蔬菜、水果、粗粮以增加膳食纤维的摄入。可在医生的指导下服用麻仁丸泄热通便。

帕金森病患者感冒后的调理与常人基本相同，只是由于帕金森病患者运动功能的异常，在对患者的护理上需要格外注意，避免意外事故的发生。